Trutz Hardo

Leiden heißt nicht wissen

LEIDEN HEISST NICHT WISSEN

Heilung durch Rückführung

TRUTZ HARDO

SILBERSCHNUR

MIX
Papier aus verantwortungsvollen Quellen
FSC® C014138

ISBN: 978-3-89845-340-0

1. Auflage 2011

Gestaltung & Satz: XPresentation, Güllesheim
Umschlaggestaltung: XPresentation, Güllesheim; unter Verwendung des Motivs #16139172, www.fotolia.com
Druck: Finidr, s.r.o. Cesky Tesin

Verlag »Die Silberschnur« GmbH
Steinstraße 1 · D-56593 Güllesheim
www.silberschnur.de · E-Mail: info@silberschnur.de

Ich bedanke mich
bei Elisabeth Kübler-Ross
für die Inspiration zu diesem Buch.

Inhalt

Vorwort 9

Wenn der Körper leidet 17

Wenn man Schmerzen hat 17

Wenn der Unterleib verrücktspielt 26

Wenn der Körper in die Breite geht 34

Wenn die Haut nach Heilung schreit 39

Wenn man nicht genug Luft bekommt 45

Wenn die Seele leidet 51

Wenn man sich völlig erschöpft vom Leben zurückzieht 51

Wenn Minderwertigkeitsgefühle das Leben erschweren 57

Wenn der Alkohol das Leben zerstört 67

Wenn die Sexualität blockiert ist 79

Wenn sich unbewusste Schuldgefühle als Krebs, Kinderlosigkeit und Helfersyndrom manifestieren 88

Wenn der Geist leidet 101

Wenn man mit Familienmitgliedern in Disharmonie lebt 101

Wenn wir darunter leiden, dass wir älter werden 119

Wenn uns der Todesgedanke plagt 123

Wenn wir um den Verlust einer Person trauern 140

Wenn man keinen Sinn im Leben sieht 152

Wenn man sich durch Wissen vom Leid befreien möchte 161

Nachwort 173

Veröffentlichungen des Autors 181

Über den Autor 185

Die Wurzel allen Leidens ist das Nichtwissen.
(Buddha)

Vorwort

Verehrte Leserin, verehrter Leser! Was ich Ihnen in diesem Buch schildere, geht auf meine langjährige Arbeit mit Klienten zurück. Bei weit über tausend Rückführungstherapien hat sich herausgestellt, dass jedem Leid eine Ursache zugrunde liegt; Leid widerfährt uns nicht zufällig oder macht sich in uns und an uns als Schmerz bemerkbar. Wenn wir jedoch erfahren, warum wir ein spezifisches Leiden im Körperlichen, Seelischen oder Geistigen haben, dann verringert sich das Leiden daran, weil wir es als berechtigt anerkennen. Zu diesen Erkenntnissen gelangen wir durch Rückführungen und im Besonderen durch die Rückführungstherapie. Denn alles, was wir je erlebt haben, sei es im gegenwärtigen oder in einem früheren Leben, ist in unserem Unterbewusstsein gespeichert. Durch eine Rückführung können wir uns nicht nur die dort gespeicherten Informationen ansehen, sondern sie therapeutisch oft sogleich ganz auflösen. Die Rückführungstherapie ist ein Geschenk an die heutige Menschheit, ein Geschenk, von dem man Gebrauch machen sollte, um sich von welchem Leid auch immer befreien zu können.

Ich befand mich mit meiner Partnerin Sinaida auf unserer Seminarreise in Kathmandu/Nepal, als ich im Schlaf die Stimme von Dr. med. Elisabeth Kübler-Ross (1926-2004) vernahm, die unerwartet in ihrer mir sehr vertrauten Redeweise sagte, dass ich ein Buch schreiben möge mit dem

Titel *Leiden heißt nicht wissen*. Dies geschah am 20. Februar 2010, morgens gegen 4.30. Ich stand leise auf, um Sinaida nicht zu stören, suchte Papier und Schreibstift und schrieb bei Taschenlampenbeleuchtung weitere Ideen auf, die sie, die 2004 Verstorbene, mir aus ihrer jetzigen, höheren Welt mitteilte. Wir beide kennen uns seit vielen tausend Jahren. Bei einer Rückführung, die Sinaida vor mehreren Jahren mit mir durchführte, um herauszufinden, woher ich Elisabeth kenne, befand ich mich in einem früheren Leben als eine weiße Frau mit langen schwarzen Haaren und einem langen Gewand, welche in einer Urgesellschaft von etwas dunkelhäutigen Menschen lebte, die etwa einen Kopf kleiner waren. Jene weiße Frau wurde von ihnen als eine Art Halbgöttin verehrt, und sie befolgten ihre Anweisungen und Ratschläge wie die eines Orakels. Ich redete in jener Rückführung auf einmal in der damaligen, mir heute unverständlichen Sprache, wechselte aber auf Bitten von Sinaida wieder in die gegenwärtige

Sprache. Einmal im Jahr wurde ich damals in einer großen Zeremonie, bei der ich mich im Trancezustand befand, auf einer Liege in eine Felsenöffnung geschoben, die man nach außen hin mit Steinen verschloss. Während dieses Zustandes befand ich mich auf einmal bei meiner jenseitigen Meisterin. Es war die Seele von Elisabeth. Mit ihr führte ich lange Gespräche. Unter anderem gab sie mir Instruktionen für die Menschen, die ich damals auf der Erde betreute. Nach einer Woche öffneten diese das Felsenloch wieder. Aus dem Trancezustand erwacht, musste ich den in sehr großer Anzahl neugierig um mich Versammelten berichten, was ich ihnen an Informationen aus der höheren Welt mitzuteilen hatte.

Im heutigen Leben haben Elisabeth und ich uns öfter getroffen, und sie diktierte mir, da sie selbst aufgrund ihrer Schlaganfälle nicht mehr schreiben konnte, einige Bücher, welche im Silberschnur Verlag erschienen sind. Während der Niederschrift dieses Ihnen vorliegenden Buches vernahm ich öfter ihre mich begleitenden Kommentare, so dass ich einige davon an passenden Stellen eingeklammert und mit "E." versehen hinzufüge.

Dieses Buch wird sicherlich nur denen wie "zufällig" in die Hände fallen, die auf der Suche nach Wahrheit sind. Sie wollen wissen, warum alles so ist, wie es sich darstellt. Auf der Suche nach Wissen wird man sich auch die Frage stellen: Warum gibt es Leid? Wenn wir die Hintergründe dafür aufdecken, gelangen wir zu einem tieferen Verstehen. Wir werden entdecken, dass alles einen Grund hat. Haben wir die Gründe für die verschiedenen Erfahrungen von Leid im Persönlichen oder im Generellen erkannt, vermindert sich das Leiden, oder es hebt sich ganz auf. Dieses Buch ist Lebenshilfe im besten Sinn!

Allein das Wissen, dass alles einen Grund hat - auch wenn wir diesen vorerst nicht erkennen können -, mildert schon das Leiden. Bleibt aber der Schmerz, dann akzeptieren wir ihn - wir fallen nicht in das Loch der Depression, welche die Frage beinhaltet: Warum muss ich leiden? Decken wir aber den eigentlichen Grund für ein persönliches Leid auf und erlösen es von seiner Aufgabe mit der Aufforderung: Befreie mich!, dann kann solch ein Leid nicht nur verkleinert, sondern sogar auf einmal ganz aufgehoben sein.

Es gibt Hunderte von Büchern zur Selbsthilfe, wie man sein Leben besser und erfolgreich gestalten kann. Sie weisen zu Recht auf das positive Denken hin, geben Affirmationsvorschläge und zeigen Wege, wie man sich von festgesetzten Programmen und falschen Vorstellungen zu lösen vermag. Doch alle diese Bücher verweisen auf das gegenwärtige Leben, nicht daran denkend, dass die meisten unserer Probleme aus früheren Leben stammen, die uns noch immer im Griff haben. Dieses Buch gibt Ihnen die Möglichkeit, wie Sie sich von diesen unliebsamen, aus vergangenen Zeiten mitgeschleppten

Programmen lösen können. Deshalb könnte dieses Buch für Sie das wichtigste sein, das Sie seit langem gelesen haben.

Dieses Buch geht von der empirischen Prämisse aus, dass wir enger mit früheren Leben verbunden sind, als wir im Allgemeinen annehmen möchten. Denn, wie es sich mittels der Rückführungstherapie herausstellte, wir sind das Produkt aus unseren Erlebnissen und Erfahrungen - sowohl aus diesem wie auch aus früheren Leben. Liegen bei den Leiden nicht eindeutige Hinweise auf das gegenwärtige Leben vor, so kann man mit größter Wahrscheinlichkeit davon ausgehen, dass die Ursachen für ein körperliches, seelisches oder geistiges Leiden in einem oder sogar in mehreren früheren Leben liegen.

Wir Menschen leiden aus karmischen und anderen Gründen. Doch diejenigen, die zu einem höheren Bewusstsein gelangen wollen und schließlich die Gründe für ihr persönliches Leiden erkennen und auflösen wollen, dürfen sich meistens vom Erleidenmüssen verabschieden.

Im Folgenden werden dem Leser sowohl einige Beispiele gezeigt, die auch auf viele andere Symptome angewendet werden können, als auch Erklärungen gegeben, woher manche Leiden stammen und wie man sie womöglich in einer einzigen Rückführung in ihren Ursachen aufsuchen und sich von ihnen befreien kann.

Wenn der Körper leidet

Wenn man Schmerzen hat

Wenn man körperliche Schmerzen hat, geht man gewöhnlich zu einem Arzt oder Heilpraktiker - in Afrika zu einem Kräuterkundigen oder zum Medizinmann. Bei kleineren oder vorübergehenden Schmerzen oder Krankheiten mag oft ein Medikament oder manchmal sogar ein homöopathisches Mittel helfen. Welcher Segen ist es doch für den von Schmerzen Geplagten, dass es Schmerz lindernde oder gar beseitigende Medikamente gibt wie zum Beispiel das Aspirin. Doch jeder Schmerz ist eine Botschaft, so dass dieser sich von Zeit zu Zeit immer wieder melden kann, wenn die eigentliche Ursache nicht behoben worden ist. Bei größeren Schmerzen, die sich auch durch Unfälle ergeben haben können, wird mittels einer Operation eingegriffen. Wie gut, dass wir die Chirurgie haben, die uns oft sogar vor dem Tod zu bewahren vermag.

Aber oft steht die Medizin vor einem Rätsel, besonders dann, wenn man eine Krankheit oder einen Schmerz nicht einzudämmen vermag - sei es durch Operation, Medikamente oder therapeutische Eingriffe. In solchen Fällen, in denen man durch herkömmliches medizinisches Eingreifen keinerlei Besserung erfahren kann, rate ich dringend, sich einer Rückführungstherapie zu unterziehen. Hier nun einige Beispiele.

Eddy - die Namen wurden in diesem Buch verändert -, selbst ein bekannter Therapeut, leidet seit vielen Jahren unter extremen Nackenschmerzen, so dass er jeden Tag eine große Dosis an Schmerztabletten einnimmt. Ohne diese würde er, wie er mir sagte, verrückt werden und könnte auch keinen Schlaf finden. Die Ärzte vermögen jedoch keine Schädigung im Nackenbereich zu diagnostizieren und deklarieren den Schmerz als psychosomatische Störung. Bei der Aufdeckung des eigentlichen Grundes für seine Nackenprobleme erkennt Eddy in der Rückführung, dass er in einem früheren Leben aufgrund von Diebstahl gehängt worden ist. Die Schlinge hatte beim Fallen vom Galgenbalken seinen Halswirbel gebrochen. – Und nun muss ich erklären, wie es kommt, dass in früheren Leben durchlittene Schmerzerfahrungen in einem späteren Leben immer noch nachwirken können.

Wir werden umgeben und durchdrungen von einem elektromagnetischen Feld, das wir auch als Emotionalkörper bezeichnen. In diesem wird alles gespeichert, was eine Seele an Schmerzen - sowohl körperlicher als auch seelischer und geistiger Art - erlebt hat. Wenn wir ein Leben beendet haben, bleibt dies als Programmierung im Emotionalkörper haften, den wir wie ein Kleid ablegen; in einer erneuten Inkarnation bekommen wir ihn allerdings wieder übergestülpt beziehungsweise eingegliedert. Wo nun dieser Emotionalkörper in der Zwischenzeit bis zu einer neuen Inkarnation der Seele verbleibt, habe ich noch nicht herausgefunden. Wie wir sehen, müssen noch viele Geheimnisse des Lebens erforscht werden. Sicher ist jedoch, dass die in diesem unsichtbaren, elektromagnetischen Feld gespeicherten Programme wieder von innen und außen in den Körper der neu inkarnierten Seele einstrahlen. Diese Einstrahlungen können sich schon im frühen Kindesalter als Schmerzen manifestieren oder aber, was oft der Fall ist, in genau jenem Alter beginnen, in welchem diese Programmierung im früheren Leben stattgefunden hat. Die Kunst der Rückführungstherapie besteht nun darin, diese Programmierungen im Emotionalkörper nicht nur aufzudecken, sondern auch aufzulösen, so dass die negative beziehungsweise schmerzbereitende Einstrahlung gelöscht ist und nun an den spezifischen Stellen keine schmerzende oder krankmachende Auswirkung mehr erzeugen kann.

Um nun auf die Nackenschmerzen von Eddy zurückzukommen: Er hat, im Trancezustand befindlich, entdeckt, warum er in diesem Leben noch Nackenschmerzen haben musste. Jedoch war noch nicht aufgedeckt, was der tiefere Grund dafür war, warum er also in jenem Leben wegen Diebstahls aufgrund irdischer Rechtsprechung gehängt werden musste. Denn weder Unfälle, Verhängnisse noch Verurteilungen geschehen zufällig - und seien Letztere noch so übermäßig hart oder gar ungerecht. Wir baten in der Rückführung nun sein Höheres Selbst, Eddy in jenes Leben zu führen, in welchem die Ursache dafür zu finden sei, warum er als Brotdieb gehängt wurde. Und nun sah er sich in anderer Gestalt in einem Leben, in welchem er anderen Menschen mutwillig den Kopf abgeschlagen hatte. Hier in diesem Täterleben ist der Ausgangspunkt zu finden, warum er als Dieb gehängt wurde und warum er im heutigen Leben als Nachwirkung jenes Opferlebens noch Nackenschmerzen zurückbehalten hat. Diese Nachwirkungen wollen den Schmerzgeplagten darauf aufmerksam machen, dass in seiner Seele noch etwas vorhanden ist, das nicht aufgelöst beziehungsweise noch nicht ganz beglichen ist. Nach dem Aufsuchen der Ursachen im Opfer- und im Täterleben erkennt Eddy nun, warum er von diesem Schmerz noch so sehr geplagt wird. Hat er vielleicht vorher Gott oder dem Schicksal gegrollt, warum gerade er diese unerträglichen Schmerzen erdulden musste, so weiß er jetzt, dass er die Ursache für sein Schicksal selbst gesetzt hat. Und er sieht ebenfalls ein, dass die Schmerzen eine Botschaft für ihn sein sollten, ein Hinweis: Er sollte das durch Lieblosigkeit als Mörder Verübte in seiner Seele wieder bereinigen.

In der Therapie wird ihm nun ein goldener Kelch mit der Flüssigkeit der Liebe, der Vergebung und der Leid- und Schuldauflösung gereicht. Mit diesem geht er zuerst in jenes Leben als Täter und reicht seinen Opfern den Kelch, indem er sie um Entschuldigung bittet für das, was er ihnen angetan hat. Alsdann steht er vor sich selbst, der er früher war, reicht ihm den Kelch und sagt, dass seine Schuld nun aufgelöst sei. Im Anschluss begibt er sich auf Hinweis des Therapeuten in sein Opferleben. Dort reicht er zuerst jenen den Kelch, denen er als Dieb geschadet hat, und bietet dann jenen den Kelch an, die ihn zum Tode verurteilt haben, wie auch dem Henker und sagt: “Ich vergebe dir.” Dies fällt ihm umso leichter, da er nun weiß, dass er den Tod durch Erhängen als karmischen Ausgleich erleben musste und die Vollstrecker das richtige Urteil über ihn verhängten. Zuletzt begibt er sich mit dem Kelch in sein heutiges Leben, reicht diesen wie in einem Spiegel sich selbst und sagt zu sich: "Eddy, trinke aus diesem Kelch der Liebe, der Vergebung, der Leid- und Schuldauflösung. Jetzt bist du befreit von den Nackenschmerzen und auch von allen damit verbundenen Schuldgefühlen." Allein die Tatsache, dass Eddy nun die Zusammenhänge seiner Nackenbeschwerden erkannt hat, würde genügen, um seinen Groll gegen Gott oder das Schicksal zu verringern oder ganz aufzuheben. Denn er weiß jetzt, dass er selbst der Verursacher seines Leidens ist.

Doch die Erkenntnis der inneren Zusammenhänge aus früheren Leben allein genügt noch nicht, sich ganz von diesen Schmerzen zu befreien. Es muss noch eine De- und Neuprogrammierung bezüglich seiner Nackenschmerzen vorgenommen werden, wie ich sie ausführlich in meinem Buch *Das große Handbuch der Reinkarnation - Heilung durch Rückführung* beschrieben habe.

Und nach Beendigung dieser über drei Stunden dauernden Rückführung öffnet Eddy die Augen und fasst sich an den Nacken. Die Schmerzen, die trotz lindernder Tabletten bislang dennoch zu spüren gewesen waren, hatten sich in nichts aufgelöst. Und er, der früher mit Leidenschaft Wasserspringer gewesen war, dieses Vergnügen aber der Nackenbeschwerden wegen schon längst hatte aufgeben musste, ging ins nächste Schwimmbad und sprang ins Becken. Er war von seinem Schmerz befreit, und zwar, wie ich später herausfand, für immer.

Dieses Beispiel dient für die meisten der körperlichen Schmerzen, die wir aus einem früheren Leben mitgebracht haben. Auch Verkehrsunfälle geschehen nicht zufällig. Alles ist von höherer Seite so vorgesehen und von uns im Jenseits, unserem eigentlichen Zuhause, vor einer erneuten Inkarnation jeweils geplant oder abgesegnet worden.

An einem weiteren Beispiel will ich die karmischen Zusammenhänge und ihre Auswirkungen noch ausführlicher beschreiben.

Wenn der Unterleib verrücktspielt

Gabriele ist fünfunddreißig Jahre alt und lebt in einer Partnerschaft. Sie ist Teilnehmerin an meinem Seminar zur Ausbildung von Rückführungsleitern beziehungsweise Rückführungstherapeuten. (Nur jene dürfen sich Therapeuten nennen, die eine staatlich anerkannte Prüfung erfolgreich bestanden haben.)

Neben Kopfschmerzen stellen sich bei ihr fünf Tage vor ihrer Regel heftige Brustschmerzen ein, was von den Medizinern als Prämenstruelles Syndrom (PMS) diagnostiziert wird. Doch man vermag trotz wiederholter Untersuchungen keine Ursache für das Symptom zu erkennen. Der erste Tag der Regel ist am schlimmsten, da sich neben heftigen Krämpfen auch Durchfall dazugesellt, weshalb sie seit ihrem fünfzehnten Lebensjahr an solchen leidvollen Tagen trotz Medikamenten das Bett hütet. Mit dem vierundzwanzigsten Lebensjahr wird ihr am Scheideneingang eine Geschwulst entfernt. Doch schon bald darauf stellt sich eine mit Antibiotika nur schwer zu bekämpfende Blasenentzündung ein. Somit ist auch ihre Sexualität zu ihrem Leidwesen und dem ihres Partners sehr eingeschränkt. In zwei Rückführungstherapien – eine davon vor der Gruppe der Auszubildenden – stellte sich nun Folgendes heraus.

In einem Leben in Frankreich um 1630 war sie eine dreiundzwanzigjährige Bettlerin namens Sophia, die wegen Diebstahls in ein dunkles und kaltes Verlies gesperrt wurde, wo sie nach acht Jahren an Schwäche und Unterkühlung verstarb. Vor dem Wolkentor erklärte ihr das Höhere Selbst, dass ihre heutige Blasenentzündung ein Relikt jener Unterkühlung sei, die sie sich auf den nassen und kalten Steinen zugezogen hatte.

In einem Täterleben erlebte sie sich als Wikingeranführer namens Hendrik, der weit weg von Zuhause mit seinen rauen Männern Ortschaften überfiel, Frauen vergewaltigte und den besiegten Männern oft noch bei lebendigem Leib die Blase herausschnitt, die er als Trophäe auf seinem Schiff an einem Seil zur Schau stellte.

Gabriele erkannte, dass ihre Leiden im Unterleibsbereich aus früheren Leben stammen. Sie sah den Zusammenhang. Im Leben als Hendrik hatte sie sich in brutalster Weise an ihrer Seele schuldig gemacht. Gemäß des Karmagesetzes, das besagt, dass einem das widerfährt, was man anderen angetan hat, musste sie im Leben als Sophia und auch in ihrem heutigen Leben noch den Ausgleich durch Leidgeschehen erfahren. Nachdem sie sich selbst, wie oben beschrieben, im Täter-, im Opfer- und im heutigen Leben den Kelch der Liebe, der Vergebung und der Leid- und Schuldauflösung gereicht hatte, fühlte sie sich nach der Rückführung sehr, sehr wohl.

Ich schickte ihr ein halbes Jahr später eine Mail, um mich nach ihrem Befinden zu erkundigen. Sie antwortete, dass sich ihre sie seit zehn Jahren belästigende Blasenentzündung zu 95 Prozent gebessert habe, während die Regelschmerzen samt den prämenstruellen Störungen erst allmählich abgeklungen, aber nun ganz verschwunden seien. Solche und ähnliche Wunder der Rückführungstherapie erleben wir Rückführungstherapeuten sehr häufig. Die Programmierungen, die sich im Emotionalkörper festgesetzt hatten, warteten auf ihre Befreiung. Hätte Gabriele nicht den Weg zur Rückführungstherapie gefunden, würde sie jetzt immer noch unter den Unterleibsschmerzen zu leiden haben - vielleicht auch noch in ihren nächsten Erdenleben. Sie ist nun selbst eine erfolgreiche Rückführungstherapeutin, die anderen Schmerz- und Leidgeplagten bei der Aufdeckung der Ursachen für Leid und deren Auflösung behilflich ist. Sie ist von einer nach Befreiung von ihren Unterleibsproblemen Suchenden zu einer aus eigener Erfahrung Wissenden geworden, die nun anderen helfen kann, sich von ihren vor allem chronischen Leiden wie auch psychischen Störungen und Blockaden zu befreien.

Frauen, die unter Unterleibsbeschwerden leiden, haben - wie es sich bei einer ganzen Anzahl von Rückführungstherapien herausstellte - in früheren Leben schlimmste Vergewaltigungen oder Verunstaltungen im Intimbereich erlebt. Und all diesen Opferleben gingen immer Täterleben voraus, in welchen sie meistens ein Mann waren, der Frauen vergewaltigte. Gemäß dem Karmagesetz ("Was du anderen im Guten oder Bösen antust, kommt auf dich zurück") hat man in einem oder mehreren der anschließenden Leben das in gleicher oder ähnlicher Weise erleben müssen, was man als Täter Frauen angetan hatte. Wenn eine Frau von Unterleibsproblemen heimgesucht wird, handele es sich dabei um Myome, Geschwulste, Blasenentzündungen, Vaginismus, anhaltende Blutungen, Irritationen, Pilze oder prämenstruelle Störungen, dann sind dafür in den meisten Fällen Ereignisse aus früheren Leben verantwortlich. Mehrere Beispiele dazu sind in meinem Buch *Das Große Handbuch der Sexualität - was Trancerückführungen offenbaren* zu finden. (Mir wird gerade von E. durchgegeben, dass die Launenhaftigkeit, von der Frauen in den Tagen vor ihrer Periode oft heimgesucht werden, sich zumeist darauf zurückführen lässt, dass sie unbewusst unzufrieden sind, dass ihre Seele sich noch nicht von den Schuldgefühlen aus früheren Leben befreit hat.)

In einem meiner Ausbildungsseminare zum Rückführungsleiter führte ich mit der Teilnehmerin Anne vor allen anderen eine Demonstrationsrückführung durch. Ihr großes Problem waren seit ihrem fünfzehnten Lebensjahr Menstrualkrämpfe, Blutungen über mehrere Tage und Dauerschmerz. In drei Opfer- und einem Täterleben deckten wir die Ursachen dafür auf. Sechs Wochen später schickte sie folgende Mail an alle Seminarteilnehmer: "Also, wie ihr wisst, bin ich von Trutz zurückgeführt worden wegen meiner Unterleibsschmerzen. Habe gerade meine Periode hinter mir, hatte am ersten Tag ein klein wenig Ziehen im Unterleib, und danach waren die Schmerzen gleich NULL! Nichts! Niente! Und das, obwohl genau diese Schmerzen vorher mein Lebensthema gewesen waren und mich in meiner Lebensplanung wirklich beeinträchtigt hatten!"

Wenn also schulmedizinische Methoden versagt haben und man wissen möchte, warum der Unterleib schmerzt, sollte man sich dringend einer Rückführungstherapie unterziehen, um sich von solchen Frauenleiden nach Möglichkeit ganz zu befreien. Manches Mal darf aus karmischen Gründen allerdings nur eine bedingte Besserung erfolgen, so dass sich solche Leiden "nur" um 50, 60, 70, 80, 90 Prozent verringern. Doch auch das ist schon ein großer Erfolg. Bei Anne wie bei einigen anderen meiner Klientinnen waren diese Leiden jedoch nach einer einzigen Sitzung mit einem Mal für immer gänzlich verschwunden.

WENN DER KÖRPER IN DIE BREITE GEHT

Eine große Anzahl von Menschen, besonders Frauen, leidet unter zu hohem Körpergewicht. Viele von ihnen haben einen Fresszwang und bevorzugen Süßigkeiten, was in der gängigen Psychologie meist als Liebesersatz interpretiert wird. Auch wird eine Dysfunktion der Schilddrüse dafür verantwortlich gemacht. Und trotzdem gibt es sehr viele Menschen, die normal essen und dennoch zunehmen, so dass auch striktes Fasten und Schlankheitskuren nur vorübergehend Abhilfe schaffen. Viele unter Übergewicht Leidende stellen sich die Frage: Warum werde ich dick und meine Geschwister nicht, obwohl ich genauso viel esse wie sie? Durch Rückführungen kann man erfahren, warum man im heutigen Leben unter seiner Körperfülle zu leiden hat.

Rebecca ist eine dreiundvierzigjährige, verheiratete Frau. Sie leidet unter Übergewicht. Bei dem Auffinden der dafür verantwortlichen Ursachen sieht sie sich im Jahr 1813 als sechzehnjährige Österreicherin namens Maria, die unter dem Management ihres Vater mit vier Schwestern und einem Bruder als Künstlergruppe mit dem Namen "Die Famingos" schon seit sieben Jahren durch Europa reist, um das Publikum durch ihre Tanz- und Akrobatikvorführungen zu begeistern. Doch Marias Knie tun ihr dermaßen weh, dass sie nicht mehr auftreten mag. Sie beschließt, durch viel Essen dick zu werden, so dass ihr Vater sie nicht mehr präsentieren kann. Ihr Dicksein befreit sie von übermäßigen körperlichen Anstrengungen. Und ihre daraus noch auf ihr heutiges Leben übergreifende Programmierung lautet: Nie wieder zu einer ungewollten Arbeit gezwungen werden.

In einem Leben davor ist sie 1745 eine dreiundzwanzigjährige Belgierin namens Isabelle, die ihrer Schönheit und Schlankheit wegen von einem reichen, jedoch hässlichen und älteren Mann umworben wird. Der Vater, ein Bauer, bedrängt sie, dem Werben dieses Mannes nachzugeben. Sie jedoch ist von dessen Aussehen angewidert. Sie beschließt, in kürzester Zeit dick zu werden, indem sie übermäßig viel isst. Als ihr dies gelingt, nimmt der Brautwerber von ihr Abstand, was den Vater so sehr erzürnt, dass er sie kräftig schlägt, wobei sie so unglücklich fällt, dass ihr Genick bricht. Und ihre Programmierung aus jenem Leben könnte gelautet haben: Nie wieder schön und schlank sein, um nicht von einem ungeliebten Mann begehrt zu werden.

Doch das dritte aufgedeckte Leben scheint sich noch markanter in dem heutigen Leben auszuwirken. Sie war 1943 ein polnischer Jude, der ins KZ kam und unter harter Behandlung sowie bei schwerster Arbeit in einem Steinbruch wie die meisten der Gefangenen ständig hungerte und nach eineinhalb Jahren verstarb. Seine Seelenprogrammierung lautete: Ich will nie wieder Hunger leiden.

Ich habe sehr viele übergewichtige Klienten in der Therapie vor mir sitzen oder liegen gehabt, deren Ursache für ihr Dicksein damit zusammenhing, dass sie in einem früheren Leben verhungert sind. Und nach der noch tieferen Ursache ihres Verhungerns befragt, waren sie in einem Täterleben oft Menschen, die andere verhungern ließen oder sich gleichgültig gegenüber hungernden Menschen verhielten oder aber auch Bettler von ihrer Schwelle jagten. Wer durch Rückführungen zu dem Wissen gelangt, dass Lieblosigkeit und Gleichgültigkeit Bedürftigen gegenüber karmische Konsequenzen nach sich ziehen, wird sein Verhalten ändern, um nicht einmal unter dem gleichen Schicksal leiden zu müssen. Somit können das Wissen um das Karmagesetz und seine Beachtung zugleich eine neue Inkarnation überflüssig machen.

In den beiden ersten aufgedeckten Leben stellte sich heraus, dass Rebeccas heutige Körperfülle aus Programmierungen resultiert, durch welche sie dick sein wollte, um Unangenehmem aus dem Weg zu gehen. Im ihrem dem heutigen vorausgegangenen Leben jedoch verhielt es sich umgekehrt, indem der Häftling an Gewicht verlor. Oft liegen die Ursachen für ein Symptom, unter welchem wir leiden, in mehreren Leben - mit manchmal ganz unterschiedlichen Gründen, wie wir gerade an diesem Beispiel gesehen haben. Doch es müssen möglichst alle für ein Symptom zuständigen Leben aufgedeckt und deren Seelenbelastungen aufgelöst werden, um Heilung zu bewirken. Ist dies geschehen, dann fragt man das Höhere Selbst, um wie viele Kilo pro Monat derjenige abnehmen darf, um wieder zu seinem Idealgewicht zu finden. Die Resultate sind oft verblüffend.

Wenn die Haut nach Heilung schreit

Walter ist mit Gudrun verheiratet. Sie, die meine Bücher gelesen hatte, überredete ihren Mann, zusammen mit ihr zu mir zu fahren, um sich selbst durch eine Rückführungstherapie von ihrem Heuschnupfen, der Höhenangst und ihrem Hang zum Alkohol zu befreien, während er die Ursache für seine Gesichtsakne herausfinden sollte. Seit dem vierzigsten Lebensjahr macht diese sich leidvoll auf seinem Gesicht bemerkbar mit einem ständigen Brennen, das unwillkürlich die kratzenden Nägel in Aktion setzt, wenn nicht das täglich eingenommene beziehungsweise eingeriebene Cortison das Jucken mildert oder verhindert. Außerdem ist seine Bauchnabelgegend höchst sensitiv, so dass er sich dort selbst kaum anzufassen wagt.

In dem zuerst aufgedeckten Leben ist er um 1600 in Indien ein verheirateter Vater namens

Harim. An einem Feuer, um welches sich ihm fremde Betrunkene niedergelassen haben, gerät er mit ihnen in Streit, woraufhin sie ihn in die Flammen werfen. Er kann sich daraus befreien, jedoch sind Hände, Füße und das Gesicht verbrannt. Seine Frau ist von seiner Verunstaltung im Gesicht dermaßen angewidert, dass sie ihn mit den Kindern verlässt.

Im zweiten aufgedeckten Leben in Deutschland um 1300 heißt er Klaus, ist mit seinen fünfundzwanzig Jahren Bauer und verheiratet, doch er hat sich zeitweilig in den Dienst seines Burgherrn begeben, für den er mit anderen Strafexpeditionen gegen Dörfer durchführt. Sie zünden die Häuser an, so dass mehrere Menschen darin umkommen. Er selbst gerät für kurze Zeit in einen Feuersturm und verbrennt sich das Gesicht, das späterhin von seiner Frau mit kühlen Lappen bedeckt wird.

In einem weiter zurückliegenden Leben dient er als Grieche mit Namen Artin in der römischen Armee und hat im Kampf schon viele Krieger verletzt oder getötet. Er gibt seinen Soldaten den Befehl, mit Katapulten brennende Teerballen auf die Strohdächer der Dorfbewohner zu schleudern. Viele verbrennen. Er selbst wird wenige Jahre später durch einen Speer in den Bauch tödlich getroffen.

Auf dem Berg der Erkenntnis erkennt er die karmischen Zusammenhänge, weshalb er die Gesichtsakne und die sensible Bauchdecke am Nabel hat. Auch wird ihm auf seine Frage hin offenbart, dass er bisher 958 Leben auf Erden hatte, wovon er 360 Mal als Frau inkarniert war. Mit dem goldenen Kelch geht er in die aufgedeckten Leben und vergibt oder bittet um Vergebung. Alsdann befreit er sich von der Gesichtsakne und der sensitiven Bauchdecke, die er in den ihm vom Höheren Selbst dargereichten Kiefernzapfen steckt, worauf dieser sich im Lichtfeuer auflöst.

Acht Tage später schreibt mir seine Frau eine Mail mit folgendem Inhalt: “Lieber Tom (mein internationaler Name), nun ist bereits eine Woche vergangen seit unserer Rückführung bei Dir. (...) Du weißt, dass es bei Walter die reine Neugier war, die ihn dazu bewogen hatte, diese Rückführung zu machen. Er versprach sich eigentlich nicht viel davon, aber war dennoch offen genug, sich darauf einzulassen. Und genau darüber ist er heute heil froh. Ich kann Dir berichten, dass er seit Samstag keine Tabletten mehr eingenommen und auch keine Salbe mehr aufgetragen hat gegen seine Akne. Seine Haut ist klar geworden, und bisher sind trotz fehlender medizinischer Behandlung keine Pickel mehr aufgetreten. Auch sein Problem mit dem Bauchnabel hat sich nahezu in Luft aufgelöst. Noch vor einer Woche durfte ich noch nicht einmal in die Nähe seines Bauchnabels kommen, geschweige denn dort hinfassen. Doch bereits am Samstagabend haben wir beide viel lachen müssen, weil er ständig seinen Nabel anfasste und ganz ungläubig immer wieder sagte: 'Das ist unglaublich. Wie kann das sein?' Er war begeistert und sprachlos zugleich. Was da mit ihm passiert ist, kann er momentan noch gar nicht in Worte fassen, geschweige denn verstehen ..." Und über ihre eigenen Erfolge schrieb sie, dass sie seit der Rückführung bis zum heutigen Tag keinen Heuschnupfen mehr hatte, von einer hohen Brücke herunterschauen konnte, ohne in Panik zu geraten, und dass sie abends entgegen ihrer sonstigen Gepflogenheit nicht mehr das geringste Bedürfnis hatte, ein bis zwei Gläser Rotwein zu trinken.

Ich könnte noch weitere Beispiele liefern, bei welchen sich mittels der Rückführungstherapie bei Neurodermitis und Milchschorf ähnliche Heilwunder einstellten. Denn - und ich werde es öfter wiederholen - das Wissen um die oft weit zurückliegenden Ursachen der heutigen Schmerzen und deren Auflösung, befreit uns vom Leiden an ihnen. Als Walter nun sein Leben als Artin wiedererlebte, wurden nicht nur seine mörderischen Vergehen aufgezeigt, sondern auch sein eigener Tod durch den Speerstich in seinen Bauch. Und obwohl das Thema Gesichtsakne war, konnten wir sogleich auch seine Bauchverletzung mit in den Auflösungsprozess einbeziehen. Oft kommen Klienten zu einem Rückführungstherapeuten mit einer ganzen Reihe von Symptomen. Und manches Mal sind diese mit dem aufzudeckenden Hauptsymptom verbunden, so dass man bei der Auflösung gleich eine ganze Reihe von Nebensymptomen mit befreien kann.

Wenn man nicht genug Luft bekommt

Das Ehepaar Gerd und Hilke hatte 2006/7 bei mir die Ausbildung zum Rückführungsleiter absolviert. Während dieser Ausbildung ließen sich beide von mir jeweils getrennt zurückführen, um herauszufinden, warum sie sich beständig stritten. 2008 gab ich ein Seminar für Fortgeschrittene der von mir schon Ausgebildeten. Erfreut bestätigten mir die beiden, dass ihre Rückführung damals ein voller Erfolg gewesen war und sie seitdem wieder in Harmonie und ohne Streitereien leben. Gerd wollte nun die Gelegenheit nutzen, um durch eine Rückführung zu erfahren, warum er seit seinem zwanzigsten Lebensjahr zu wenig Luft bekommt; auch die Mediziner hatten dieses Symptom bestätigt und es als Salkoidose diagnostiziert. Er musste seitdem jegliche Sportart einstellen, und damals war sein Atemproblem derart heftig, dass er nur mit Mühe und Unterbrechungen die Hoteltreppen hochzusteigen vermochte, während er, wie ich deutlich hören konnte, beim Sprechen ein fiependes Geräusch, einem Röcheln ähnlich, von sich gab.

In dem zuerst aufgedeckten Leben war er seit seinem sechszehnten Lebensjahr ein römischer Soldat namens Markus. Er, der nun Dreiundzwanzigjährige, befand sich mit seiner Legion in Pannonien zu der Zeit, als Kaiser Marc Aurel das Römische Reich regierte. Er war ein guter Bogenschütze und Schwertkämpfer, der schon vielen germanischen und skythischen Gegnern tödliche Wunden zugefügt hatte. Auch gestand er, schon Frauen der Besiegten vergewaltigt zu haben. Doch schließlich wurde er von einem Schwertschlag auf die rechte Kopfseite niedergestreckt, der allerdings nicht tödlich war, so dass er nach sieben Monaten wieder als Kämpfer zur Verfügung stand. Doch schließlich traf ihn ein tödlicher Schwertstich in die Brust.

In dem zweiten aufgedeckten Leben war er ein Mongole namens Jorga. Er war Anführer einer größeren Kriegerschar, die den Auftrag hatte, im Osten Russlands eine kleinere von Palisaden umgebene Stadt mit ihren tausendfünfhundert Einwohnern einzunehmen. Seine zwei- bis dreihundert Krieger schossen nun Brandpfeile auf die Dächer. Der ganze Ort geriet in Brand, und viele Bewohner, die - aus Furcht, dann niedergemetzelt zu werden - es nicht wagten, durch das Tor nach draußen zu eilen, verbrannten bei lebendigem Leib oder erstickten qualvoll. Bei einem anderen Erstürmen einer Palisadenfestung traf ihn ein tödlicher Pfeil in die Brust.

Auf dem Berg der Erkenntnis wird ihm bewusst, dass seine heutigen Atembeschwerden noch ein karmisch bedingter Ausgleich sind für das, was er damals anderen an Grausamkeiten zugefügt hatte. Jener Schwertstich und der Pfeil in die Brust sind die Ursachen für seine Atemnot.

Nach Beendigung der therapeutischen Sitzung sagte er plötzlich: “Ich kann ja auf einmal wieder tief einatmen!” Und auch das Fiepen in seiner Stimme war verschwunden. Und als er am nächsten Morgen zum nächsten Seminartag kam, strahlte er vor Freude und sagte, dass er nun auch mühelos Treppen hochgehen könne, was ihm seit langer Zeit nur mit Anstrengungen gelungen sei. Und dann zeigte er uns die Geburtsnarbe auf seiner rechten Kopfseite, die ein Relikt war von jenem beinahe tödlichen Schwertschlag als römischer Soldat. Wer also wissen möchte, warum er mit einem Geburtsmal auf die Welt gekommen ist, kann dies ebenfalls durch eine Rückführung herausfinden.

In der Rückführungstherapie ist Gerd also zu dem Wissen gelangt, warum er unter Atemnot leiden musste. Diese Erkenntnis allein bewirkte schon eine Besserung. Doch der Vergebungsakt mit dem goldenen Kelch und die Neuprogrammierung, dass er von nun an wieder normal atmen kann, waren entscheidende therapeutische Maßnahmen, um eine tiefgreifendere Heilung zu erzielen.

Ich habe eine ganze Reihe von Asthmatikern zu den Ursachen ihres Problems zurückführen dürfen. Meistens sind sie in früheren Leben durch Raucheinwirkung, Ertrinken oder Verletzungen im Lungenbereich erstickt. Oft brachten sie für Notfälle noch ihr Atemspray mit. Doch nach einer erfolgreichen Rückführungstherapie konnten sie es für immer weglegen. Ich wünschte so sehr, dass Ärzte ihre asthmatischen Patienten probeweise einmal zu einem Rückführungstherapeuten schicken würden, um bei diesem die Ursache der Atemnot aufdecken zu lassen samt einer therapeutischen Auflösung. Und dazu bedarf es meist nur einer einzigen Sitzung.

Im ersten Teil habe ich einige Beispiele aufgeführt, die sich auf körperliche Symptome bezogen. Wer mehr darüber lesen möchte, dem empfehle ich mein Buch *Das große Karmahandbuch - Wiedergeburt und Heilung*. Wenden wir uns nun den psychischen Problemen zu.

Wenn die Seele leidet

Wenn man sich völlig erschöpft vom Leben zurückzieht

Sieglinde ist zweiundfünfzig Jahre alt. Sie war Krankenschwester und wurde vor zehn Jahren aufgrund ihrer Krankheit berentet. Sie ist medial veranlagt und sah auf einmal zwei Minuten nach dem Tod ihres Vaters diesen in seinem Ätherkörper vor sich stehen. Nach ihrem dreißigsten Lebensjahr ist sie keine Beziehung mehr eingegangen. Ihr Leiden begann mit einer Gürtelrose, mit Kopfweh und plötzlichen Ermüdungszuständen samt

Gleichgewichtsstörungen, so dass sie sich immer öfter hinlegen musste. Sie suchte viele Mediziner auf wie auch eine ganze Reihe von Heilpraktikern, die sie unter anderem mit Bachblüten, Homöopathie, chinesischen und tibetischen Heilmethoden zu heilen versuchten. Doch all ihre Bemühungen brachten keinen Erfolg. Die Ärzte diagnostizierten ein Erschöpfungssyndrom (CFS = Chronic Fatigue Syndrome) - wahrscheinlich aufgrund von Borreliose. Außerdem leidet Sieglinde unter Einsamkeitsgefühlen.

In dem zuerst aufgedeckten Leben war sie fünf Jahre alt und hieß Sabine. In den Kriegswirren hatte sie ihre Eltern verloren, so dass sie ihr Leben lang bis zu ihrem Tod mit fünfundzwanzig alleine blieb und sich von Diebstahl, Betteln und Kartoffeln ernährte, die sie auf den Feldern ausgrub. Sie hatte Angst vor den Menschen und blieb daher lange zurückgezogen in ihrer Hütte, bis sie an Traurigkeit und Einsamkeitsgefühlen verstarb. Nach ihrem Tod holte ihre Mutter sie ab. In dem anschließenden Leben ist sie wieder sehr einsam, arbeitet gelegentlich in Haushalten, geht aber nie eine Beziehung ein. Mit siebzig stirbt sie. Ihre Programmierung lautet: Ich will nie wieder so einsam sein.

Vor dem Wolkentor erklärte ihr das Höhere Selbst, dass sie sich zu wenig für andere geöffnet habe und somit auch nie geliebt worden sei. Ihre heutige Krankheit hänge, wie ihr weiterhin darlegt wurde, mit Einsamkeit zusammen.

In dem dritten aufgedeckten Leben ist sie Lehrer und heißt Erich. Er wurde von seinem Vater als Kind geschlagen und lässt nun seinen Frust an seiner Frau und seinen Kindern aus, die oft Schläge beziehen, so dass alle Angst vor ihm haben. Er hasst sich selbst für seine Strenge und Wutanfälle. Eines Tages kommt er nach Hause und findet sein Haus leer vor, denn seine Frau ist mit den Kindern weggezogen. Erst rastet er aus, schreit, doch später sitzt er da und weint hemmungslos. Bis zu seinem Tod mit fünfundsiebzig bleibt er allein.

Das Höhere Selbst erklärte Sieglinde, dass sie sich durch ihre Krankheit heute noch selbst bestraft. Doch das eigentliche Täterleben, für das sie sich im Besonderen im heutigen Leben noch bestraft, sei das jenem als Erich vorausgegangene.

Sie heißt damals Leo und lebt in der ersten Hälfte des achtzehnten Jahrhunderts in Liverpool/England. Leo ist ledig, wird aber zum Gewalttäter und Mörder an Prostituierten. Er hat im ganzen vier Frauen, aber auch Männer umgebracht. Im Gefängnis stirbt er noch vor seiner Hinrichtung. Und seine Programmierung nach seinem Tod lautet: Ich will nie wieder leben. Diese Programmierung, wie das Höhere Selbst erklärt, sei der eigentliche Grund für das Erschöpfungssyndrom von Sieglinde, aufgrund dessen sie sich vom Leben zurückzieht und zumeist im Bett liegt.

In den dargereichten großen Kiefernzapfen steckte sie nun all das, von dem sie sich an Leidvollem lösen wollte, indem sie jedes Symptom dreimal benannte. "Ich befreie mich von Gleichgewichtsstörungen, von Kraftlosigkeit, von dem Müdigkeitsgefühl, von Traurigkeit, Einsamkeitsgefühlen, Lebensunlust, dem Mangel an Liebe und Selbstliebe, von meinem Helfersyndrom (Krankenschwester!), meinem Selbstbestrafungsmechanismus, meiner Angst vor Menschen, von Selbstzweifel und von allen Schuldgefühlen." Nicht nur das Aufdecken der früheren Leben vermittelte ihr das Wissen, woher ihre Leiden stammen. Auch ihr Höheres Selbst gab ihr zusätzliche Erklärungen.

Und ein halbes Jahr später erhielt ich von ihr folgende E-Mail: "Es ist schon erstaunlich, aber es geht mir tatsächlich besser. Ich weiß nicht, was da passiert ist. Ich war doch recht skeptisch, als Du meintest, es würde sich bei mir etwas verändern. Ich bin einfach nicht mehr so müde. Früher musste ich mittags immer mindestens eine Stunde liegen und schlafen. Schlafen muss ich mittags nun gar nicht mehr, und meistens bin ich den ganzen Tag auf und gehe nur abends früh ins Bett. Ich habe viel mehr Kraft und nicht mehr diese starken Erschöpfungszustände. Ich erhole mich schneller. Psychisch geht es dadurch auch viel besser. Sicher muss ich mir kräftemäßig alles einteilen, aber ich bin eine ganz andere Frau. Ich bin sehr froh und dankbar dafür. Diesen Winter hatte ich eine erste Beziehung mit einer Frau. Das war sehr schön und aufregend. Leider ist es schon vorbei, aber ich habe mich geöffnet und bin weiterhin auf der Suche."

Diese Rückführung dauerte vier Stunden und hat sie 250,- Euro gekostet. Doch wie viele tausend Mark/Euro hatte sie wohl zuvor für alternative Heiler ausgegeben, ohne wirkliche Hilfe erhalten zu haben?

Wenn Minderwertigkeitsgefühle das Leben erschweren

Melanie hatte bei mir an einem Wochenende ein Gruppenrückführungsseminar miterlebt, bei welchem vier frühere Leben aufgesucht werden, ohne dabei in traumatische Erlebnisse zu geraten. Sie ist in zweiter Ehe verheiratet. Sie führt eine Kosmetikpraxis und hat sich in mehreren alternativen Heilweisen ausbilden lassen.

Sie leidet unter einem starken Minderwertigkeitskomplex. Sie glaubt, dass alle anderen besser seien. Sie hat Angst vor Unvorhergesehenem, vor Kritik und Blamage und vor allem davor, von anderen ausgelacht und bei irgendetwas ertappt zu werden. Sie fühlt sich unsicher und fährt mit dem Auto nur die Strecken, die ihr vertraut sind. Sie leidet unter kalten Händen und Füßen. Doch ihre Unsicherheit macht ihr auch bei der Ausübung ihres Berufs Schwierigkeiten. Beim Massieren neuer Kunden zittern ihre Hände aus Angst, dass sie etwas nicht richtig machen und der oder die Massierte Kritik üben könnte. Nur bei ihren Stammkunden fühlt sie sich sicher. Doch am meisten zittern ihre Hände, wenn sie eine "Frau Doktor" oder eine andere Respektsperson massiert. Und obwohl ihr Mann mit einem sicheren Einkommen Schutz bietet und ihre Praxis gut besucht ist, kann sie sich nicht von ihrer Existenzangst lösen.

Nachdem ich sie in den Alphazustand versetzt hatte und sie in ihrer Vorstellung nun in einem Wolkenbett lag, hatte ich die Eingebung, bei ihr ein Clearing durchzuführen. Ich bat also die zehn Engel der Befreiung, zu kommen und sich um ihr Bett aufzustellen. Und tatsächlich, in ihr befand sich ihre kleine Tochter, die mit zwei Jahren verstorben war. Sie wollte damals ihre Mami nicht verlassen und unbedingt bei ihr bleiben.

Wer auch immer eine Besetzung hat, sei es von einem verstorbenen Menschen oder gar von einem Tier oder auch von einem Elementarwesen, fühlt sich meistens unwohl. Er spürt, dass in ihm etwas ist, was ihn irritiert. Denn meistens übernimmt man auch die Gefühle des eingenisteten Gastes, und wenn dieser ein gehöriges Selbstbewusstsein hat, kann er seinen von ihm Besetzten dominieren. Dadurch entsteht in diesem eine große Verunsicherung. Er möchte irgendeiner Sache nachkommen, doch der unerwünschte Gast in ihm widerspricht und versucht, ihn anderweitig zu beeinflussen. Wenn der Besetzer sogar eines schlimmen Todes gestorben ist - durch Krankheit oder Unfall -, dann überträgt er seine im Todesaugenblick erlebten Ängste oft auf seinen Gastgeber. All das schafft in Besetzten Unsicherheit, mangelndes Selbstvertrauen und Ängste. Ebenso können sogar mehrere Verstorbene als sicherlich ungebetene Gäste bei einem Wirt, den sie besetzt haben, wohnen, so dass eine multiple Persönlichkeitsstörung entsteht, mit der sich dann oft der Psychiater auseinanderzusetzen hat. Wer wissen will, warum er unter unbestimmten Ängsten zu leiden hat, sollte also unbedingt ein Clearing mit sich durchführen lassen. Die meisten meiner ausgebildeten Rückführungsleiter haben auch eine diesbezügliche Ausbildung absolviert.

Gelingt es, mit dem Besetzer ins Gespräch zu kommen, dann klärt man ihn über seinen Zustand auf. Viele sind noch verwirrt und wissen gar nicht, wo sie sind und was mit ihnen seit ihrem Austritt aus dem eigenen Körper geschehen ist. Andere wissen sehr wohl, bei welcher Person sie sich niedergelassen haben - und auch aus welchen Gründen. Zum Beispiel möchte eine verstorbene Mutter ihre kleinen Kinder nicht alleine lassen. So besetzt sie als noch Erdgebundene eines von ihnen oder bleibt in der Umgebung ihrer Kinder, sorgt für sie und gibt ihnen telepathische Eingaben. Das könnte sie jedoch noch besser und mit höherem Wissen, wenn sie schon ihre Erdgebundenheit verlassen haben und als Jenseitige ihren Kindern helfend beistehen würde. Der Clearingsleiter erklärt dem

Besetzer, dass er nur Gast auf der Erde ist, dass sich seine eigentliche Heimat auf einer höheren Daseinsebene befindet, wo sicherlich schon seine ihm im Tod vorausgegangenen Familienmitglieder und andere ihm Nahestehende verweilen und womöglich nach ihm suchen. Nun fragt er ihn, ob er bereit ist, den Körper seines Gastgebers zu verlassen, und von wem der schon im Jenseits Weilenden er gerne abgeholt werden möchte. Sobald er den Namen der betreffenden Person genannt hat, erscheint diese und holt ihn ab. Bei kleinen Kindern, wie bei der zweijährigen Tochter von Melanie, erscheint meist ein Engel, der das Kind dann in die höhere Heimat bringt. Zu wissen, wer sich in einem eventuell als noch Erdgebundener niedergelassen hat, und ihn dann nach Hause in die höhere Welt gehen zu lassen, befreit von unliebsamen Gefühlen wie Unsicherheit und undefinierbarer Angst.

Nachdem Melanie nun "gecleart" ist (ein schreckliches Wort, aber wir haben noch keinen passenden deutschen Ausdruck dafür. Es wird ausgesprochen “gekliert” und bedeutet “gereinigt”), bittet sie ihr Höheres Selbst, sie zu der Ursache zu führen, warum sie unter Minderwertigkeitsgefühlen leidet. Hinter dem Wolkentor gelangt sie in ihr erstes für ihre Problematik aufzudeckendes Leben. In diesem ist sie eine zehnjährige Waise namens Bärbel, die sich vom Betteln und vom Diebstahl ernährt. Sie ist Zeugin, als eine ertappte Diebin öffentlich gehängt wird. Seitdem vermehrt sich ihre Angst, ebenfalls wegen des Stehlens von Esswaren ertappt und gehängt zu werden. Ihre Hände beginnen beim Stehlen zu zittern. Schon öfter hat man sie erwischt und mit dem Stock auf ihre Hände geschlagen. Sie wurde mit der Zeit als “die kleine Diebin” stadtbekannt. Schließlich sperrte man sie in ein Kellergewölbe, wo sie auf Stroh zu liegen hatte. Ein Pastor, der Mitleid mit ihr und ihrem Schicksal hatte, ließ ihr zu essen bringen. Mit dreizehn ist sie dort im kalten Kellerraum verstorben. Wie das Höhere Selbst Melanie dann vor dem Wolkentor erklärt, stammt daher ihre Angst vor dem Ertapptwerden, ihre zittrigen Hände und auch ein Teil ihrer Minderwertigkeitsgefühle. Und der mitleidige Pastor ist im heutigen Leben ihr zweiter Ehemann. Interessant ist es daher auch, durch eine Rückführung herauszufinden, warum man mit einem Partner verheiratet ist. Denn wie wir wissen gibt es keine Zufälle. Alles hat einen tieferen beziehungsweise höheren Grund.

In dem zweiten nun aufgedeckten Leben ist sie 1813 ein fünfzigjähriger Franzose namens Louis. Er ist angetan mit goldglänzender Hose und Jacke und trägt auch eine weiße Perücke, obwohl diese seit Napoleon zumindest bei seinen Soldaten aus der Mode gekommen ist. Er lebt als Adliger im Schloss seiner Mutter, die ihn von klein auf herumkommandiert und ihn auch als Fünfzigjährigen noch mit ihrem Krückstock schlägt. Sie schimpft ihn einen Taugenichts. Die Bediensteten sehen oder überhören, wie er von seiner Mutter diffamiert wird, und lachen über ihn, diesen Schwächling, der sich ihr nicht zu entziehen und sich nicht zur Wehr zu setzen vermag. Das beschämt Louis kollosal. Er fühlt sich minderwertig, in seinen Gedanken hat er seine gehasste und gefürchtete Mutter jedoch schon oft umgebracht. Als er sechzig Jahre alt ist, ist sie endlich gestorben. Doch das ersehnte Freiheitsgefühl wird überdeckt von dem Gefühl des Alleinseins, war die Mutter doch der ihm aufgedrückte Inhalt seines Lebens. Louis bleibt unverheiratet, denn die Mutter hätte sicherlich jede Eheschließung unterbunden. Nur einmal hat er sich mit zwanzig von einer jungen Magd verführen lassen. Doch trotz aller Bemühung klappte nichts, so dass sie ihn auslachte. Und die Programmierungen nach seinem Tod lauteten: Ich will mich nie wieder so gängeln und demütigen lassen.

Und in einem anderen früheren Leben war Melanie ein Drachen von Mutter. Sie heißt damals

Magdalene und ist mit einem Bauern verheiratet, der sie schlägt und sie auch vor ihren drei Kindern schikaniert und mit abfälligen Ausdrücken traktiert wie zum Beispiel: “Du bist eine blöde Frau.” Sie, wenn sich ihr Mann auf dem Feld oder im Stall aufhält, lässt ihre Wut und ihren Hass gegen ihn an ihren drei Kindern aus. Ob mit der Hand oder mit dem Kochlöffel, sie schlägt schimpfend auf die Sechs- bis Vierzehnjährigen ein und diffamiert sie als Nichtsnutze. Und als sie die Älteste beim Naschen erwischt, schlägt sie dieser mit dem Stock auf die Finger. Diese Bestrafungsmethode fürchten die Kinder am meisten. Mit vierzig stirbt Magdalene bei der Geburt eines Babys. Wie sie noch erkennt, leidet ihre Älteste unter den Minderwertigkeitsgefühlen, die ihr von der Mutter eingebläut worden sind. Magdalenas Programmierung nach ihrem Tod heißt: Nie wieder so ungerecht sein und mich nie wieder von meinem Mann entwürdigen lassen.

Mit diesen drei aufgedeckten Leben waren die Ursachen für ihre heutigen Minderwertigkeitskomplexe klar aufgedeckt. Doch ich riet ihr, noch zusätzlich ihr Höheres Selbst zu fragen, ob es sie noch in ein anderes Leben führen möchte, was für sie wichtig wäre aufzudecken. Und dann wurde sie in ein Leben als fünfzehnjähriger Eskimo geführt, der auf dem Eis beim Fischen einbrach und somit sein Leben verlor. Dieses Erlebnis, wie Melanie vor dem Wolkentor erklärt wurde, sei im besonderen Maße für ihre kalten Hände und Füße verantwortlich, samt der Abneigung, im Winter nach draußen zu gehen.

Und ihre jeweils dreimal zu wiederholenden Befreiungsaffirmationen lauteten: "Ich befreie mich von dem Zittern in meinen Händen und von der Kälte an Händen und Füßen, ich befreie mich von der Angst, ertappt zu werden, mich zu blamieren und ausgelacht zu werden, ich befreie mich von allen Minderwertigkeits- und von allen

Schuldgefühlen." Und für sich zum Abschluss programmierte sie: "Ich bin von nun an eine selbstbewusste, mutige, erfolgreiche und liebende Frau." Was diese Rückführung bei ihr bewirkt hat, das können Sie, liebe Leserinnen und Leser, selbst erraten. Und nochmals: Leiden heißt nicht wissen!

Wenn der Alkohol das Leben zerstört

Annegret ist Anfang fünfzig. Sie heiratete mit dreiundzwanzig, und sie und ihr Mann haben einen Sohn. Sie leidet unter Alkoholismus und Nikotinsucht. Mit achtzehn begann sie, Wein zu trinken. Mit vierzig begab sie sich in eine Klinik. Nach diesem Entzug war sie acht Jahre "trocken". Doch dann fing es besonders zum Leidwesen ihres Ehemannes wieder an. Sie war wieder Spiegeltrinkerin, die heimlich, so dass es ihr Mann und ihr Sohn nicht merken sollten, jeden Tag ihre versteckte Flasche mit Sherry hervorholte und wenigstens einen Viertel Liter daraus trank. Und da dadurch ihr Leben in der Familie und in der Gesellschaft wiederum unerträglich für sie selbst und die anderen wurde, suchte sie Hilfe. Irgendwer gab ihr den Hinweis, es doch einmal mit einer Rückführung zu versuchen, um herauszufinden, warum sie zu einer Alkoholikerin wurde. Zu Annegrets Fall muss man noch wissen: Als sie achtundzwanzig Jahre alt war, verstarb ihr Vater. Er war Alkoholiker. Nach seinem Tod verschlimmerte sich ihre Alkoholsucht. Nun kamen andere Alkoholika wie Cognac und Bier hinzu – die Lieblingsgetränke ihres Vaters. Mir schwante sofort, dass ihr Vater weiterhin erdgebunden war und von ihr Besitz genommen hatte, indem er sie zu vermehrtem Trinken anhielt.

Wenn Alkoholsüchtige sterben und mit ihrem ätherischen Seelenkörper den irdischen Leib verlassen, haben sie, wie die meisten anderen Süchtigen auch, weiterhin das Verlangen, ihrer Sucht nachzugeben. Normalerweise wird man nach dem Tod von einem Verstorbenen, der einem nahesteht, abgeholt und in die höhere Welt geleitet. Doch Süchtige befinden sich weiterhin in der Zwangsjacke ihrer Sucht, weigern sich mitzugehen und bleiben daher erdgebunden. Sie segnen nicht, wie man so schön sagt, das Zeitliche, sondern bleiben in der Erdenzeit, auch wenn ihr Zeitgefühl sich reduziert, so dass ihnen ein Jahr wie eine Woche vorkommen mag. Um weiterhin ihre Sucht zu leben, suchen sie sich jemanden, der ebenfalls ihrem Laster frönt. Zuerst halten sie sich in dessen unmittelbarer Nähe auf, doch sobald sich in der Aura eines Umsessenen eine Lücke auftut, dringen sie in diesen ein und genießen zusammen mit dem nun Besetzten beziehungsweise mit dem Besessenen weiterhin ihren Alkohol oder eine andere Sucht. Und wenn der nun von ihnen Bewohnte bisher für ihre Verhältnisse noch zu wenig getrunken hat, animieren sie ihn, noch mehr zu trinken, gilt es doch jetzt, zwei Alkoholdurstige zu versorgen.

Da Annegret erwähnte, dass sie nach dem Tod ihres alkoholsüchtigen Vaters vermehrt zu trinken begonnen hatte, hatte ich sofort den Verdacht, dass der Vater nun in ihr war. Ich hatte es jetzt also mit zwei Süchtigen zu tun. Dieser Vater musste zuerst aus ihr herausgeholt werden, bevor wir uns auf die Suche nach der Ursache ihres Alkoholproblems begeben konnten. (Gerade sagte mir E.: Jeden zu lieben, das ist die Kunst des Lebens. Das ist bedingungslose Liebe. (...) Du sprichst in diesem Buch über Dinge, über die ich mich selbst gerne geäußert hätte. Aber ich musste mich davor hüten, um nicht für verrückt erklärt zu werden. Das hätte meiner Arbeit sehr geschadet.)

Nachdem nun die vor mir liegende Klientin in den Alphazustand versetzt worden war und sich in ihrer Vorstellung im Wolkenbett befand, bat ich die zehn Engel der Befreiung, sich um ihr Bett aufzustellen und bei dem nun folgenden Clearing zu helfen. Zwei Engel kreierten einen weißen Lichtkanal von einem Meter Durchmesser, der in die höhere Welt führte. Nachdem dieser hergestellt war, reihten diese zwei sich wieder ein und hielten mit den anderen ihre Hände über den Körper von Annegret, aus welchen nun weißes Licht in ihren Körper floss, wobei jede Zelle ganz weiß wurde. Dann wurde sie gefragt, ob irgendetwas in ihrem Körper nicht weiß geworden sei. Sie glitt nun mit dem inneren Auge durch den Körper hindurch und entdeckte Dunkelheit in ihrem Kopf. Ich sprach nun diese Stelle an und fragte, wer sich dort bei ihr versteckt halte. Und nach wiederholtem Nachfragen meldete sich ihr Vater, der aus ihrem Mund sprach. Ich unterhielt mich nun mit ihm, klärte ihn darüber auf, dass er durch die Besetzung seiner Tochter schadete, dass er sie nicht nur zu weiterem Trinken animierte, sondern ihr auch Lebenskraft nahm und sie in ihrer Lebensfreude einschränkte, indem sie in Depressionen versank und gesellschaftlichen Kontakt mied. Weiterhin machte ich ihm klar, dass er eigentlich in die höhere Welt gehörte, in welche wir Menschen alle gleich nach dem Tod oder wie bei ihm erst mit Verzögerung gelangen, eine Welt, die zehnmal so schön ist wie die irdische und in der wir einen verjüngten Körper bekommen und unsere lieben Familienmitglieder und Bekannten wieder treffen. (E: Sie ist bei weitem schöner, als man sie sich auf Erden vorstellen könnte.) Und nach weiteren detaillierten Erklärungen und seiner Bereitschaft, aus dem Körper von Annegret zu gehen, fragte ich ihn, wem er von seinen bereits Verstorbenen am meisten zugetan war beziehungsweise wen er am meisten geliebt habe. Und er antwortete: "Meine Mutter." Nun bat ich die Engel, seine Mutter herbeizuholen. Diese war erfreut, endlich ihren Sohn gefunden zu haben, reichte ihm die Hände und mithilfe der Engel wurde er mit ihr in den Lichtkanal geleitet, wo er an ihrer Hand in die jenseitige Welt hinaufschwebte. Danach hielten die Engel ihre Hände über die nun von der Besetzung Befreite, und goldenes Licht der Liebe und Heilung floss aus ihnen. Nun bedankte ich mich bei den Engeln für ihre Mithilfe, vertiefte daraufhin nochmals den Trancezustand und forderte nun Annegret auf, ihr Höheres Selbst zu fragen, ob frühere Leben für ihren Alkoholismus mitbestimmend seien. Auf ihr Ja hin führte sie ihr Höheres Selbst nun vor das betreffende Wolkentor, hinter welchem sich eines der Leben befand, in denen ein Grund für das Alkoholproblem von Annegret zu finden war.

In dem zuerst aufgedeckten Leben lebt sie 1833 in Frankreich, heißt Max, ist vierzig Jahre alt, in zerrütteter Ehe lebend und rührt augenblicklich in einem halbdunklen Gewölbe mit einem langen Holzlöffel in einem heißen Bottich herum, um Salz zu sieden. Max ist betrunken und lallt lachend. Dann befindet er sich in einer Schenke, wo er sich mit anderen volllaufen lässt. Zwei Jahre später, nachdem er Rum getrunken hat, liegt er am hellen Tag tot am Straßenrand. Er verstarb an Alkoholvergiftung. Wieder vor dem Wolkentor weist das Höhere Selbst Annegret darauf hin, dass sie in vier weiteren früheren Leben Alkoholiker war.

In dem folgenden Leben ist sie, mit spitzen Schuhen, Beinkleidern, Hut und Perücke ausgestattet, um 1722 ein fünfundzwanzigjähriger unverheirateter Höfling namens Marcel. Er hat sich in eine verheiratete Frau verliebt. Bei einem Fest, nachdem er viel getrunken hat, nähert er sich ihr und küsst sie auf die Wange, was ihren nun erbosten Ehemann dazu veranlasst, ihn in den frühen Morgenstunden zum Duell herauszufordern. Der in seiner Ehre gekränkte Ehemann hat es leicht, seinem volltrunkenen Gegner durch einen Degenstich in den Bauch das Lebenslicht auszulöschen.

Vor dem Wolkentor erfährt Annegret nun, dass jener Duellant ihr heutiger Ehemann ist. Kein Wunder also, dass dieser seiner Ehefrau heute trotz ihrer Trunkenheit beisteht, um wieder gutzumachen, was er ihr Vormals angetan hat. Viele Menschen, die in einem früheren Leben jemanden gequält, vergewaltigt, getötet oder jemandem sonst wie Schaden, Schmerz und Leid zugefügt haben, wollen in einem späteren Leben unbedingt mit der von ihnen geschädigten Person zusammenkommen, um das Verfehlte an ihr wiedergutzumachen. Darum geht ihr Ehemann besonders liebevoll mit ihr und auch nachsichtig mit ihrem Problem um. Wer also wissen möchte, aus welchen Gründen er mit seinem Partner zusammen ist, kann es durch eine Rückführung erfahren.

In dem dritten aufgedeckten Leben heißt sie Irra und kommt mit vierzehn als Dienerin an den Hof des ägyptischen Pharaos. Sie weigert sich, den Männern für sexuelle Eskapaden zur Verfügung zu stehen. Da sie ihrer Schönheit wegen von vielen begehrt wird, füllt man sie mit alkoholischen Getränken ab, so dass sie sich den Annäherungen nicht mehr widersetzt. Sie massiert Männer und Frauen und wird mit fünfundzwanzig Jahren wegen eines Vergehens bestraft, indem man sie auf etwas draufbeißen lässt, was ihren Mund schmerzhaft zum Bluten bringt. Sie rächt sich später an den ihren Körper benutzenden Männern, indem sie in die alkoholischen Getränke Gift mischt.

Wieder vor dem Wolkentor bei ihrem Höheren Selbst erklärt es ihr, dass sie sich im heutigen und einigen anderen Leben noch für die in Ägypten durchgeführten Giftmischereien bestraft. Ihre daher resultierenden Schuldgefühle versucht sie durch Alkohol zu unterdrücken. Das Höhere

Selbst reicht ihr nun einen großen Kiefernzapfen, und sie steckt alles von dem Aufgedeckten und Erfahrenen in ihn hinein, indem sie jeweils drei Mal sagt: "Ich befreie mich von meiner Alkoholsucht, von meinen selbstzerstörerischen Gedanken, dem Selbstbestrafungsmechanismus und von allen Schuldgefühlen." Und sie fragend, was für eine Frau sie von nun an sein möchte, sagt sie: "Von nun an bin ich eine glückliche Frau ohne Alkohol."

Nach einigen Tagen rufe ich sie an, um zu erfahren, was sich nun in ihrem Leben geändert hat. Das Gespräch habe ich gleichzeitig auf meinem Rekorder aufgenommen. Ihr Mann war am Telefon. Und nach ihr befragt, antwortete er erfreut: "Es geht ihr wunderbar. Es ist ein Glückszustand. Sie hat seit dem zweiten Tag dieses Strahlen. Gestern hob sie drei Finger und sagte: 'Schon drei Tage ohne Alkohol.'" Dann rief er seine Frau ans Telefon. Und mit fröhlicher

Stimme erklärte sie: "Mir geht's so wunderbar. Ich bin total glücklich. Ich bin so erleichtert. Ich kann nun einkaufen gehen, ohne zu den Alkoholflaschen hinzuschauen. Auch die Lebensfreude ist wieder da. Das Leben ist wieder schön. Ich wundere mich, dass es so einfach ging."

Zwei Jahre später suchte sie mich wieder auf, um sich von ihrer Nikotinsucht zu befreien. Sie, wie sie mir versicherte, ist total von ihrem Alkoholismus befreit. Sie hatte auch ihren Mann und ihren Sohn mitgebracht. Denn diese wollten sich nun ebenfalls von mir zurückführen lassen, um in Erfahrung zu bringen, woher ihre jeweiligen Probleme stammen, und um diese nach Möglichkeit gleich aufzulösen. Annegret hat durch das Clearing und die Rückführungen die Ursache für ihren Alkoholismus erfahren. Leiden heißt nicht wissen. Jetzt weiß sie, warum sie sich betrunken hat.

Wenn die Sexualität blockiert ist

Die fünfundvierzigjährige Claudia ist bisexuell veranlagt. Sie lebt in zweiter Ehe mit Norbert und hat aus erster Ehe einen sechsundzwanzigjährigen Sohn. Sie hatte mit meiner Rückführungs-CD *Meine schönen Leben* zwei ihrer früheren Leben aufgedeckt. Nun kam sie zu mir, um sich von ihren beiden Hauptproblemen zu befreien, und zwar ihrem Schlafproblem und ihrer Orgasmushemmung. Vor zehn Jahren hatte sie mit einer Sechzehnjährigen den ersten erfüllenden Sex gehabt. Doch als kurz darauf ihr Sohn von einer schweren Krankheit heimgesucht wurde, dachte sie, dass dies von Gott wegen ihrer lesbischen Beziehung als Strafe über sie verhängt worden sei. Ihr Ehemann, der von ihrer Neigung zu diesem Mädchen erfuhr, wollte sich auf eine Dreierbeziehung einlassen, was sie jedoch strikt ablehnte. Claudia verliebte sich danach in eine gleichaltrige Frau, mit der sie bis vor kurzem ein längeres und mehr oder weniger geheimes Verhältnis hatte. Aber auch dort stellte sich, wie schon bei ihrem Ehemann, auf einmal eine Orgasmushemmung ein. Ganz egal, wem sie in den Armen lag – selbst bei einer großen neuen Liebe zu einem verheirateten Mann –, sie konnte sich nicht von dieser Blockierung lösen. Nur beim Masturbieren, wenn sie ganz für sich alleine war, kam sie zum Orgasmus.

Mit Mitte dreißig wurde sie wegen Gebärmutterhalskrebs operiert, wobei schon vorher eine Konisation vorgenommen worden war. Und ein weiteres Problem offenbarte sie mir. Sie könne mit keinem außer mit ihrem nun ausgezogenen Sohn in einem Bett übernachten, sie müsse immer ein eigenes Bett haben, obwohl sie Angst vor dem Alleinsein habe. Minderwertigkeitsgefühle wurden ihr schon von klein auf durch den die Frauen diffamierenden Vater, einen hohen Beamten, eingebläut, der sich nicht scheute, seine Frau selbst vor seinen Kindern verbal herabzusetzen und zu verletzen.

In dem ersten aufgedeckten Leben erlebt sich Claudia im neunzehnten Jahrhundert als vierjähriges Mädchen namens Petra, das von ihrem Opa wiederholt sexuell missbraucht wird. Die Oma weiß um diesen Inzest. Aus Angst vor dem Großvater schreitet sie aber nicht ein. Petra überlässt ihm willenlos ihren Körper, ohne Regungen zu verspüren. Ja, sie steigt mit ihrem Geistkörper aus ihrem Erdenkörper heraus und kann alles von oben betrachten, was sie aber wenig interessiert. Manches Mal sperrt er sie ein, um mit ihr, wenn die Großmutter ausgegangen ist, allein zu sein. Bis zu ihrem achtzehnten Lebensjahr ist sie ihrem Großvater gegenüber gefügig, ohne auch nur die geringsten sexuellen Gefühle dabei zu verspüren. Dann verweigert sie sich ihm zum ersten Mal. Er findet heraus, dass sie einen jungen Liebhaber hat. Er schlägt sie deshalb und nötigt sie zu weiterem sexuellem Verkehr. Mit dreiundzwanzig erkrankt Petra und stirbt. Ihre letzten Programmierungen, die sie ihrer Seele eingibt, lauten: Ich will nie wieder geboren werden, nie wieder als Frau genommen werden, nie wieder schwach sein. Das Höhere Selbst erklärt Claudia vor dem Wolkentor, dass ihre Orgasmushemmungen aus jenem Leben als Petra wie auch aus anderen Leben stammen.

Im nächsten Leben heißt sie Ferdinand und ist am Ende des neunzehnten Jahrhunderts Beamter in Berlin. Seine Frau ist bei der Geburt der Tochter gestorben. Diese klettert in sein Bett, um nicht allein schlafen zu müssen, und will sich an ihn klammern. Er weist sie zurück. Als er vierzehn Jahre alt war, ertappte ihn sein Vater, wie er mit seinem Glied spielte. Er gibt ihm eine Ohrfeige und schimpfte: "Das tut man nicht." (E: Ich bin auch in ähnlicher Weise verklemmt erzogen worden. Mein Vater war genauso.) Mit seiner

Ehefrau hat Ferdinand große Probleme im Bett. Obwohl es ihm gelingt, sie zu schwängern, ist er in ihren Augen ein Schlappschwanz, ein Versager, weshalb sie sich ihm nur zur Zeugung eines Kindes hingibt. Sein Resümee nach seinem Tod ist: Sex war nicht schön - wenn überhaupt, ganz kurz. Claudia erfährt nun auch, dass ihre langjährige Freundin, mit der sie ein lesbisches Verhältnis hatte, die damalige Tochter ist. Aber auch bei ihr konnte sie keinen Orgasmus bekommen.

Im dritten aufgedeckten Leben ist sie ein junger italienischer Ritter namens Remo, ausgerüstet mit Schwert, Rüstung und befedertem Helm. Seine Leidenschaft sind die Frauen, die er sich nach Belieben nimmt und die er, wenn sie sich wehren, vergewaltigt. Mit achtundzwanzig wird er von einer Waffe in den Rücken getroffen. Nach seinem Tod gesteht er, über fünfzig Frauen genommen zu haben. Nach diesem Täterleben, in dem die Seele von Claudia sich als Remo mit Schuld beladen hat, führt sie ihr Höheres Selbst noch in ein anderes Opferleben zu Beginn des zwanzigsten Jahrhunderts.

Sie heißt Lulu und ist seit ihrem sechzehnten Lebensjahr eine Pariser Prostituierte in einem Etablissement. Vorher war sie als Waise in einem Waisenhaus untergebracht gewesen und war von einer Nonne beim Sexspiel mit einer Gleichaltrigen erwischt worden, woraufhin sie das Heim verlassen musste. Ein Mann, der Waren ins Waisenhaus brachte, steckte ihr eine Adresse zu, wo sie sich hinwenden konnte. Und so landete sie im Bordell. Sie muss sich vor dem Verkehr ein kleines Tuch in die Scheide stecken, um eine Schwangerschaft zu verhüten. Doch obwohl sie sich dort aufgehoben fühlt, bekommt sie bei keinem Mann einen Orgasmus. Mit vierundzwanzig wird sie von einem sadistischen Mann brutal vergewaltigt, der ihr etwas Spitzes in die Scheide stößt, woran sie verblutet. Und die Programmierung nach ihrem Tod lautet: Ich will mich nie wieder hingeben. Sie wird von ihren Eltern abgeholt und in einen wunderschönen, lichtvollen Garten gebracht.

Vor dem Wolkentor erfährt sie vom Höheren Selbst, dass ihre Orgasmushemmungen auch daher stammen, dass sie als Lulu durch eine Verletzung im Schambereich zu Tode gekommen ist. In ihrem Unterbewusstsein hat sich also die Programmierung eingekerbt, dass Sex mit anderen tödlich sein kann. Auf dem Berg der Erkenntnis erkennt nun Claudia, dass sie aus karmischen Gründen negative Erlebnisse mit der Sexualität erfahren musste, die schließlich zu ihrer sexuellen Blockierung geführt haben. Mit dem Kelch der Vergebung geht sie in alle vier Leben und reicht ihn den Tätern oder den von ihr als Remo Vergewaltigten wie auch jeweils sich selbst. Dann vergibt sie oder bittet um Vergebung. In den dargereichten Kiefernzapfen steckt sie das, was sie nun jeweils drei Mal äußert: “Ich befreie mich von meiner Orgasmushemmung, von Schlafstörungen, wenn

Partner neben mir liegen, von Minderwertigkeitskomplexen und von allen Schuldgefühlen."

Meist sehen die von mir Zurückgeführten nach einer Therapiesitzung von drei bis sechs Stunden auf einmal vollkommen verändert aus. Sie haben nun durch ein Wiedererleben ihrer Vorvergangenheiten ein Wissen über die eigentlichen Zusammenhänge ihrer leidvollen Problematik bekommen. Oft sind sie noch ungläubig, ob alles denn auch wahr sein kann. Wie dem auch sei. Die Hauptsache ist, dass man sich von seinem Leid befreit hat. Nach fünf Wochen schickte Claudia mir folgende E-Mail: "Es geht mir außerordentlich gut! Vieles hat sich aufgelöst, was wir als Problem angesprochen haben. Meine Beziehung zu meinem Geliebten hat sich vertieft und ist freier geworden. Wunderbar! Das Schlafproblem hat sich gebessert. Ich habe keine Beklemmungen mehr, wenn eine Person neben mir liegt. Unglaublich! (...) Eine gute Freundin von mir würde auch gerne eine Rückführung von dir vornehmen lassen."

Wir sind in unserer Sexualität geprägt von diesem und vor allem auch noch von früheren Leben. Wenn wir noch versteckt oder offenkundig sexuelle Komplexe haben, sollten wir uns dringend einer Rückführungstherapie unterziehen, um aufzudecken, woher diese stammen. In meinem Buch *Das Große Handbuch der Sexualität - Was Trancerückführungen offenbaren* kann man über dieses Thema in Verbindung mit früheren Leben viel Interessantes lesen - auch über Sigmund Freud und seine längst überholten Ansichten. Das ganze neunzehnte Jahrhundert war noch sexuell tabuisiert. Eltern klärten ihre Kinder nicht auf, Homosexualität wurde strafrechtlich verfolgt und man sagte den Jungen, dass man durch Onanie wahnsinnig werden würde. Wir alle haben wohl auch in jener Zeit gelebt, und die damals erfahrenen Einprägungen mögen uns noch im heutigen Leben in irgendeiner Weise sexuell blockieren - trotz der sexuellen Revolution mit dem Aufkommen der Verhütungspille im letzten Drittel des zwanzigsten Jahrhunderts. Gott sei Dank gibt es die Rückführungstherapie!

WENN SICH UNBEWUSSTE SCHULDGEFÜHLE ALS KREBS, KINDERLOSIGKEIT UND HELFERSYNDROM MANIFESTIEREN

Lore hatte eines meiner Gruppenrückführungsseminare besucht. Dort wollte sie den nächstmöglichen Termin bei mir für eine Rückführungstherapie buchen. Sie ist fünfundvierzig Jahre alt, war aber nie verheiratet.Ihre Partnerschaften waren von kurzer Dauer - bis auf jene mit einem verheirateten und um sechzehn Jahre älteren Mann, die über dreizehn Jahre lang währte. Von allen anderen hatte sie sich immer getrennt, weil unter den Liebhabern nie der passende Lebenspartner zu finden gewesen war. Sie ist Heilpraktikerin und stellt als Teilhaberin einer Firma Nahrungsergänzungsmittel und andere Arzneien her. Ihr großer Wunsch war es immer, Kinder zu bekommen. Und obwohl sie bei keinem ihrer Partner verhütet hat, wurde sie zu ihrem Leidwesen nie schwanger. Vor einen halben Jahr klappte sie, wie sie sich ausdrückte, zusammen. Bei der Untersuchung wurden zwei Tumore von achtzehn und elf Zentimetern im Eierstock entdeckt. Dennoch wollte sie sich nicht operieren lassen, zumal sie nicht krankenversichert war, große Schulden hatte und daher versuchte, sich durch alternative Heilweisen von ihrem Krebs zu befreien. Jetzt leidet sie unter massivem Bewegungsschmerz, der sich auch nachts im Bett beim Umdrehen bemerkbar macht. Ist es nicht auch schon längst zu spät für eine Rückführungstherapie? Sicherlich würde diese sie auch nicht mehr von ihrem Leiden befreien können, sie jedoch zu dem Wissen führen, warum sie Krebs hat und warum sie keine Kinder bekommen kann.

Im ersten der wiedererlebten Leben ist sie 1634 eine verarmte Adlige in England, eine dreißigjährige Witwe namens Rosemary. Sie hat ein Verhältnis mit Robert, einem verheirateten, wohlbegüterten Adligen. Dieser hatte sie einst, als sie noch ledig war, umworben. Sie hatte ihn jedoch abgewiesen. Er hatte gedroht, ihr alles, was sie besaß, wegzunehmen. Sie hatte sich ihm jedoch nicht hingeben wollen. Daraufhin vergewaltigte er die damals Zweiundzwanzigjährige. Sie suchte nun eine Kräuterfrau auf, um die keimende Leibesfrucht abzutreiben. Erst nach bestimmten Kräutertränken und dem Trommeln auf ihren Bauch kam der zwei Hände große Fötus heraus. Sie wollte nun ins Kloster gehen, doch ihre Eltern arrangierten eine Versorgungsehe für sie. Nachdem ihr Mann im Krieg gefallen war, suchte sie nun die Nähe von dem um zwanzig Jahre älteren Robert, dem sie sich nun hingab in der Hoffnung, dass er ihr aus der Armut heraushelfen würde. Er jedoch sah in ihr nur eine Gespielin für seine amourösen Abenteuer.

Seine Frau erfährt vom Verhältnis der beiden. Anlässlich seines fünfzigsten Geburtstages veranstaltet er in seinem Schloss ein großes Fest. Die verarmte Rosemary, die nicht weiß, wo sie unterkommt, hofft, dass er ihr Unterkunft gewährt. Er fordert sie auch zum Tanzen auf. Doch seine Frau bittet sie, nach diesem Tanz mit auf die Terrasse zu kommen. Dort macht die Eifersüchtige ihr strenge Vorhaltungen, was ihr einfiele, auf diesem Fest zu erscheinen, und lässt sie von Dienern aus dem Haus begleiten. Obwohl Robert alles aus der Entfernung mitbekommen hat, geht er ihr nicht hinterher. Rosemary weiß in der Dunkelheit nicht, wohin sie gehen soll, ja, was sie eigentlich noch vom Leben zu erwarten hat. Alles ist sinnlos. Sie steigt in einen Teich und ertränkt sich. Ihre Programmierung nach ihrem Tod lautet: Nie wieder solche Schmerzen (bei der Abtreibung) haben, nie wieder so verlassen sein, nie wieder abhängig sein.

Eine ihr unbekannte, engelhafte Frau erscheint und holt sie ab. Sie bringt sie in ein Gartenhäuschen. Dort begegnet sie ihrem im Krieg gefallenen Ehemann, der sie liebevoll begrüßt. Sie gehen nun Hand in Hand durch eine wunderschöne Landschaft, in der die Blumen und die Bäume zu leuchten scheinen. Alles ist so lichtvoll. Er führt sie zu ihrer Kernfamilie, unserer jenseitigen eigentlichen Familie, zu der wir nach jedem inkarnierten Ausflug auf dem Erdplaneten zurückkehren. Dort wird die Heimkehrerin freudig empfangen. Mit ihrer Familie bewohnt sie ein prächtiges Haus. All ihr Kummer ist nun verflogen. Im Jenseits begegnet sie auch ihrem nun neunjährigen Sohn wieder, dessen Körperchen sie damals abtreiben ließ.

Dieser war, wie das Höhere Selbst ihr vor dem Wolkentor erklärt, im heutigen Leben eine ihrer kurzen Beziehungen. Sie habe, wie es ihr weiter darlegte, den Wert eines Kindes nicht erkannt, weshalb sie im heutigen Leben trotz ihres Wunsches, ein Kind zu bekommen, kinderlos bleiben sollte.

Lore weiß nun endlich, warum sie so lange unter ihrer Kinderlosigkeit zu leiden hatte. Alles in eines jeden Leben hat einen tieferen Sinn. Alles dient dem Lernen. (E: Es geht immer um die Liebe.)

Im nächsten von Lore wiedererlebten Leben war sie ein fünfzigjähriger Ägypter namens Ra Amon. Er gehörte einem Geheimbund von vierzig Männern an. Keiner von ihnen durfte heiraten. Er wurde dabei ertappt, wie er in einem geheimen Buch, dass für ihn verboten war, las. Darauf stand die Todesstrafe. Er wurde auf einen Opferstein gelegt, und mit einem Messer musste er sich selbst den Bauch aufschneiden.

Das Höhere Selbst nennt nun die Jahreszahl 2045 vor Beginn der christlichen Zeitrechnung. Es erklärt Lore, was jenes Leben mit ihrem Krebs zu tun hat. Dieser Geheimbund hatte, um Macht auszuüben, bewusst die Menschen betrogen. Man wollte ihre Unwissenheit ausnutzen. Und Ra Amon hatte diesen Betrug unterstützt. Da Lore mit der Wahrheit auch in diesem Leben nicht immer korrekt umgegangen war, wie sie gestand, sollte sie der Schmerz im Unterleib daran erinnern, endlich hinzuschauen und aufzuwachen, damit sie nun wirklich mit der Wahrheit lebt.

Im nächsten aufgedeckten Leben ist sie ein Ritter zu Pferd mit Lanze und Schwert. Er heißt James Clifford, ist verheirateter adliger Engländer und kämpft im Mittelalter als Anführer gegen die Franzosen. Sie reiten in die Dörfer und nehmen sich alles, was sie wollen. Wer sich ihnen in den Weg stellt oder ihnen nicht zu Willen ist, wird getötet. Vergewaltigungen gehören zur Tagesordnung. König Henry hatte ihm mehrere Ländereien geschenkt. Neben seinen eigenen vier ehelichen Kindern hat er viele uneheliche Kinder gezeugt. Als er einmal eine Fünfzehnjährige vergewaltigen will, sieht sie ihn mit einem sonderbaren, ihn berührenden Blick an, so dass er sofort von ihr ablässt. Ihre Augen sollten ihm nicht mehr aus dem Sinn gehen. Mit dreiundfünfzig wird er sterbenskrank. Der ganze Körper schmerzt. Es überkommt ihn große Reue. Ein Jahr darauf stirbt er. Und von mir danach gefragt, wie viele Menschen er selbst auf dem Gewissen habe, gibt er zu, etwa zweihundert Männer getötet und eine gleiche Anzahl von Frauen wohl auch vergewaltigt und einige davon sogar getötet zu haben. Nach seinem Tod sieht er unter sich die ganze Familie um seinen Leichnam versammelt.

Auf einmal erscheint ihm sein verstorbener Vater, der ein genauso grausamer Burgherr wie er selbst gewesen war und ihm das Kriegshandwerk beigebracht und schmackhaft gemacht hatte. Nun fordert er seinen Sohn auf mitzukommen. Doch James erwartet, dass er nun von Gott mit der Hölle bestraft wird. Aber sein Vater sagt: "Dir ist schon vergeben worden." James will es nicht glauben, kann es nicht annehmen. Dann erblickt er noch im Sterbezimmer plötzlich wieder die Augen der Fünfzehnjährigen vor sich. Alles wird auf einmal rot um ihn, und es beginnt eine Lebensrückschau. Er erkennt, wie sein Vater ihn als Ritter ausgebildet und ihm auch die Verachtung von Menschen vorgelebt hat. Er sieht nun sein ganzes verderbliches Tun an sich vorbeiziehen, und es erfasst ihn tiefe Reue. Anschießend führt ihn sein Vater in einen hellen, aber leeren Zwischenraum, und sie unterhalten sich über sein verbrecherisches Leben. Immer wieder bekennt James, wie sehr er jetzt Reue über alles empfindet. Er möchte, wenn möglich, alles wiedergutmachen. Die Chance dazu, wie ihm dargelegt wird, soll er bekommen, aber er muss erst noch tiefer bereuen

und mehr über den Wert der Liebe lernen, ja, in seinem Denken und Fühlen ganz Liebe werden. Nach dieser längeren Unterhaltung und nach reuevollen Selbstanklagen über seine Übeltaten führt ihn der Vater in die jenseitige, wunderschöne Welt. Dort begegnet er auf einmal jenem Mädchen, dessen Augen er nie wieder vergessen konnte. Zu seiner Verwunderung vergibt sie ihm in freundlicher, ja liebevoller Weise. Und wieder wird er von Reue gepackt. Auch andere Menschen begegnen ihm und grüßen ihn freundlich. Er fühlt sich in dieser zwischenmenschlichen Harmonie aufgenommen. Keiner klagt ihn an. Und als er vernimmt, dass er eine Chance haben wird, wiedergeboren zu werden, möchte er allen schwachen Menschen helfen, ja, er möchte Apotheker werden, um andere Menschen durch Medikamente vom Leiden zu befreien.

Vor dem Wolkentor legt das Höhere Selbst Lore dar, dass sie jenem Wunsch in dem heutigen

Leben nachgekommen ist, indem sie schwachen und kranken Menschen, wo immer möglich, helfend beistand. Ihre heutige Mutter ist jenes wiedergeborene Mädchen mit den liebevollen Augen. Der Krebs, wie ihr weiterhin erklärt wird, ist noch eine Programmierung ihrer Selbstbestrafung. Und der dadurch empfundene körperliche Schmerz samt der zwei Geschwulste soll sie an die von ihr als James ausgeübten Vergewaltigungen erinnern, er saß also an jener Stelle im Unterleib, wo James den Frauen die größten Schmerzen zugefügt hatte. Sie habe sich diesen Krebs vor ihrer Inkarnation aus Gründen der Selbstbestrafung ausgesucht, um alles noch karmisch Anstehende endlich auszugleichen. Auch dass sie keine Kinder haben und keinen Lebenspartner finden sollte, gehörte mit zu diesem über sich selbst verhängten Bestrafungsmechanismus. Und, so wurde ihr weiterhin offenbart, vielen der Leute, denen sie durch ihre therapeutische Arbeit samt der durch den Großvertrieb verteilten Medikamente direkt oder indirekt half, waren jene, denen sie als James an Leib und Leben großen Schaden zugefügt hatte.

Und in den Kiefernzapfen stopft sie folgende drei Mal ausgesprochene Affirmationen: "Ich befreie mich von Krebs, von Kinderlosigkeit (sicherlich mit Bezug auf ihr nächstes Erdenleben), von meinem Selbstbestrafungsmechanismus, vom Helfersyndrom, vom Alleinsein, von finanziellen Problemen, von Unterleibs- und Bauchschmerzen und von allen Schuldgefühlen."

Und während ich auf Paradise Island/Bahamas im Juli 2010 an diesem Buch schreibe, bekomme ich die Idee, sie nun nach anderthalb Jahren anzurufen, um mich nach ihrem Befinden zu erkundigen. Doch ich glaube, dass sie schon verstorben sein könnte, denn sie hat sicherlich all ihre karmischen Verschuldungen mit diesem Leben bereits aufgelöst. Und da ich mir damals sowohl ihre Telefon- und Handynummer wie auch ihre E-Mail aufgeschrieben hatte, schickte ich eine

Nachricht per Mail und erhielt prompt die Antwort “unknown” (unbekannt). Und bei beiden Telefonnummern hieß es: “The number you have reached is not in service” (die Telefonnummer ist abgeschaltet). Nun hatte sich wohl meine Vermutung bestätigt. Sie wird jetzt in der höheren, wunderschönen Welt sein, froh darüber, ihr irdisches Karma aufgelöst zu haben, und sich nun erfreuen an den Schönheiten, die uns die Schöpfung aus Liebe dort erschaffen hat. Und sicherlich wird sie in ihrer nächsten Inkarnation, so sie wieder eine Frau sein möchte, einem oder sogar mehreren Kindern ein neues Leben schenken können.

Wenn der Geist leidet

Wenn man mit Familienmitgliedern in Disharmonie lebt

Viele ärgern sich über andere Personen und oft auch über jemanden in der eigenen Familie. Meist hängt der Ärger mit unerfüllten Erwartungen zusammen, die man an das Leben, an Personen, an die Familie und nicht zuletzt an sich selbst stellt. Wenn man sich über sich selbst ärgert, zum Beispiel über seine eigene Dummheit, dann ist es nur das kleinere Übel. Man muss akzeptieren, dass man nicht perfekt ist. Besser wäre es, über seine Fehler zu lachen und sie damit zu akzeptieren. Doch wenn man über jemanden erbost ist, sollte man bedenken, dass dieser ein Spiegel für uns sein könnte. Denn er zeigt uns durch seine Art, wie wir in einem früheren Leben möglicherweise selbst gewesen sind und was wir damals schon - oder im Jenseits zurückblickend - an uns verurteilten. Außerdem sollte man, bevor man jemanden verurteilt oder sich über jemanden ärgert, Folgendes verstehen: Wenn wir in früheren oder im heutigen Leben dieselben Erlebnisse gehabt hätten wie unser Gegenüber, wären wir genauso wie jener. Jeder ist das Produkt seiner Erfahrungen. Wir müssen akzeptieren, dass jemand das Produkt seiner Erfahrungen ist und nicht ein Produkt unserer Erfahrungen. Wenn wir anschuldigend mit dem Finger auf jemanden zeigen, dann weisen drei Finger auf uns selbst zurück. Wenn man zu dieser Gewissheit gelangt ist, beschuldigt man andere nicht mehr. Und dieses Wissen sollte man zum Wohle der Familie gerade dort beherzigen.

Wenn zum Bespiel der Sohn unartig ist oder gar seinen Vater anlügt, dann kann dieser ganz erbost reagieren. Denn was er in dem Sohn nun verurteilt, hat womöglich mit seiner eigenen Kindheit in diesem oder in einem früheren Leben zu tun, wo er ebenfalls unartig war oder gelogen hat.

Viele Menschen haben, begegnen ihnen Fremde, sofort das Gefühl: Der ist mir so vertraut, als ob ich ihn schon von irgendwoher kenne. Jede Seele hat eine ihr ganz spezifische Ausstrahlung. War man mit dieser Seele in einem früheren Leben sehr eng befreundet oder gar in Liebe verbunden, dann mögen diese Vibrationen einander wieder anziehen. In meiner Doppel-CD-Box *Erfahre deine früheren Leben* lädt die eine CD den Höher dazu ein herauszufinden, aus welchem/n Leben er eine bestimmte Person kennt. Das geht sehr einfach. Manche müssen erst ein wenig üben, wobei eine Vertiefungsübung, die der eigentlichen Rückführung vorangestellt ist, hilft.

Hat man jedoch mit bestimmten Personen gravierende Schwierigkeiten, mit wem auch immer, dann sollte man bei einem Rückführungstherapeuten eine Sitzung buchen, damit diese Disharmonien endgültig aufgelöst werden. Und nachdem dies geschehen ist, wird man bei der nächsten Begegnung mit dieser Person oft erstaunt feststellen, dass sie einen anlächelt, auf einmal freundlich ist, ohne dass sie etwas von jener Rückführung erfahren haben könnte. Denn wie eine Fernheilung wirken auch die Fernvergebungen. Ich habe sehr viele Klienten bei mir gehabt, die mit gewissen Personen in Disharmonie lebten - oft mit ihren engsten Familienmitgliedern -, so dass ich beim Aufdecken von derlei Konstellationen einen tiefen Einblick in Familien- und Eheprobleme gewonnen habe.

Nun wollen wir einige exemplarische Beispiele anführen, weshalb man mit seinen Familienmitgliedern zusammengekommen sein könnte. Von den vier Geschwistern Ricarda, Liesbeth und Fritz heißt der Zweitälteste Robert, den die Mutter ungerechterweise bevorzugt. Sie streicht diesem Jungen, ihn dabei anlächelnd, öfter über den Kopf, sagt auch noch, wenn sie allein sind, doch die anderen drei es belauschen können, "Du bist mein Liebster". Sie nimmt häufiger als die anderen ihn im Auto mit zum Einkaufen, kauft ihm dann immer etwas Neues zum Anziehen oder setzt sich mit ihm ins Eiscafé, hält ihn beim Spazierengehen an der Hand, ja, und er darf oft auf ihrem Schoß sitzen. Das weckt Eifersucht bei den anderen Geschwistern, die ihn allmählich hassen, ihm in irgendeiner Weise Schaden zufügen, zum Beispiel seine Sachen verstecken, so dass er ohne sein Schulaufgabenheft in die Schule gehen muss und dort vom Lehrer gerügt wird. Doch Robert verpetzt sie bei jeder Gelegenheit bei der Mutter, die dann strafend über die anderen "Unartigen" herfällt. Wenn man doch nur wüsste, was die eigentlichen Ursachen für diese Disharmonie sind? Natürlich würde jeder Psychologe sofort seine Erklärungen zur Hand haben. Doch was könnten wohl die eigentlichen, die tieferen Gründe sein? Vielleicht waren die beiden in einem oder sogar in mehreren Leben schon ein Liebespaar. Diese Gefühle bleiben über viele Leben bestehen. Man zieht sich unbewusst an, ja, man vermag gegen diese in einem waltenden Gefühle nicht anzukämpfen. Sie sind einfach da, sie lassen sich nicht verleugnen.

Die dreizehnjährige Ricarda hingegen ist Papas Liebling. Ihre linke Gesichtshälfte weist rote Flecken auf, die sich beim Streit mit der Mutter stets intensivieren. Sie suchte schon als Kind immer, auf dem Schoß des Vaters Platz zu finden und sich an seine Brust zu schmiegen. In einem früheren Leben war sie seine Frau, in einem anderen seine Mutter, die ihn den anderen Kindern vorzog, und wiederum in einer davor gelebten Inkarnation war sie sein bester Freund. Als nun Ricarda sich auch mit zehn Jahren immer noch an ihn schmiegte, trafen beide immer wieder die strafenden Blicke der Mutter. Sie kann Ricarda von allen Kindern am wenigsten leiden. In einem früheren Leben waren beide Rivalinnen des heutigen Ehemannes. Ricarda hatte ihr damals den Verlobten ausgespannt. In der Mutter steigen oft noch Wut und Eifersucht gegen ihre Älteste hoch, die sich ihr gegenüber oft schnippisch verhält oder ihr einen triumphierenden Blick zuwirft. Und bei gewissen Gelegenheiten, wenn sie irgendetwas Unpassendes getan oder gesagt hat und der Vater nicht zugegen ist, gibt die Mutter ihrer Tochter Ohrfeigen, und einmal, als diese etwas zerbrochen hatte, rastete sie aus und schlug blindwütend mit den Fäusten auf sie ein, bis die Tochter, aus der Nase blutend, zum Vater in sein Büro rannte, ihm alles schluchzend berichtete, so dass er empört in die Küche stürzte und über seine Frau ein Donnerwetter losließ. Und natürlich ist ihre Ehe von häufigem Streit und Anschuldigungen erfüllt, weshalb er sich, um sich zu viel Ärger und Aufregungen zu ersparen, in seinem Büro vergräbt.

All dies sind Mechanismen zwischenmenschlichen Verhaltens, die sich aus dem Miteinander aus früheren Leben ergeben. Und wenn diese Frau nun den Weg zu einem Rückführungstherapeuten gefunden hat, um der Disharmonie mit ihrem Mann auf den Grund zu gehen, mag sie in das eine Leben gelangen, in welchem sie die von ihrer heutigen Tochter versetzte Rivalin war, die der anderen den Verlobten überlassen musste. Und sie mag nun auch erfahren, dass sie damals mit ihrer tiefen Liebe zu ihm herumgespielt hatte, ihn unnötigerweise eifersüchtig machen wollte, um sein Werben um sie weiterhin zu steigern. Der Eifersüchtige, um sie für ihre Tändeleien zu bestrafen, heiratete unerwartet plötzlich ihre beste Freundin, die sich schon immer für ihn interessiert hatte und auch seiner Zuneigung gewiss war. Seine Verlobte wiederum bereute ihre Spielchen mit ihm aufs Bitterste, verurteilte sich selbst, versank in Selbstmitleid, bis allmählich Wut und Rachegedanken gegen das neue Ehepaar sich in ihr verdichteten und sie sich gegen ihr Schicksal aufbäumte. Nachdem sie einen ungeliebten Bauernsohn geheiratet hatte, stachelte sie ihren heimlichen Liebhaber, den Knecht, dazu an, das Haus jenes jungen Ehepaares anzuzünden. Diese beiden konnten zwar ihr Leben retten, aber sie mussten mit ansehen, wie ihr ganzes Haus den Flammen zum Opfer fiel, wobei durch eine Stichflamme die linke Gesichtshälfte wie auch das Haar der Frau verbrannten. Sie wussten natürlich sofort, wer das getan haben könnte, doch war jenen beiden trotz Anschuldigung und Untersuchung nichts nachzuweisen.

In der Rückführungstherapie erkennt nun diese Frau ihre damaligen Vergehen gegenüber ihrem Mann und ihrer Ältesten. Sie geht nun mit dem goldenen Kelch der Liebe, der Vergebung, der Leid- und Schuldauflösung - wie in den Beispielen oben beschrieben - in jenes Leben und reicht zuerst dem damaligen Verlobten den Kelch und sagt: “Ich vergebe dir, dass du aus Rache an mir meine Freundin geehelicht hast. Und bitte vergib du mir, dass ich dich eifersüchtig gemacht habe und dir aus Rache dein Haus niederbrennen ließ.” Alsdann reicht sie der Freundin den Kelch und sagt: “Ich vergebe dir, dass du mir meinen Verlobten weggeheiratet hast, obwohl du am besten wusstest, wie sehr ich ihn liebte. Und bitte vergib mir, dass ich euer Haus niederbrennen ließ, wobei dir ein Teil des Gesichtes verbrannte.” Daraufhin geht sie zu dem Knecht, der im heutigen Leben, wie sie vom Höheren Selbst erfuhr, einer ihrer Klassenkameraden war, reicht ihm den Kelch und sagt: “Bitte vergib mir, dass ich dich dazu überredet habe, das Haus niederzubrennen.” Und schließlich steht sie vor sich selbst als geprellte Verlobte und sagt, indem sie jener den Kelch reicht: “Trinke, damit der Schmerz über deine damals zerstörte Liebe geheilt wird. Und ich vergebe dir, dass du aus Rache das Haus deines verheirateten Geliebten niederbrennen ließest.”

Und schließlich begibt sie sich in ihrer Vorstellung in das heutige Leben und reicht den Kelch all jenen Beteiligten - auch dem Klassenkameraden - und verzeiht ihnen oder bittet sie ihrerseits um Vergebung für das, was sie ihnen in jenem früheren Leben angetan hat. Alsdann spricht sie zur Tochter: "Bitte vergib mir, wo ich dir in diesem Leben wehgetan habe, und ich vergebe dir, dass du mich genervt oder innerlich verletzt hast." Mit ähnlichen Worten spricht sie auch, ihm den Kelch reichend, zu ihrem Mann. Und schließlich steht sie wie vor einem Spiegel und reicht den Kelch sich selbst, indem sie sagt: "Liebe Monika, trinke aus diesem Kelch, damit all deine Disharmonie mit Ricarda und mit deinem Mann aufgelöst sind. Und hiermit befreie ich dich, liebe Monika, von allen Schuldgefühlen aus dem früheren und dem heutigen Leben. Ich liebe dich." Und auf den Berg der Erkenntnis zurückgekehrt, stopft sie nun in den ihr dargereichten Zapfen das, von dem sie sich befreien möchte, und spricht jeweils drei Mal: “Ich befreie mich von aller Disharmonie mit Ricarda und meinem Mann ... Ich befreie mich von aller Wut und allem Ärger ... Und ich befreie mich von allen Schuldgefühlen ...”

Und was wird sich nun in der Familie geändert haben? Ich kann aus Erfahrung sprechen, da mir viele der von mir therapierten Klienten nach der Auflösung der Disharmonien in der Familie von den Resultaten berichtet haben. Auf einmal begrüßt sie ihr Mann nach der Rückkehr ganz liebevoll, obwohl er nicht weiß, warum sie zu einer Therapie gefahren war. Er will wissen, was denn mit ihr passiert sei. Und nun lässt sie ihn die CD hören, die eine Aufzeichnung ihrer Rückführung wiedergibt. Danach liegen sie sich in den Armen und weinen. Endlich wissen sie, warum sie immer wieder diese leidvollen, einander verletzenden Streitereien auszutragen hatten. Und auch ihre Älteste fragt sie sehr liebevoll, was mit ihr passiert sei, sie sehe jetzt so ganz anders aus. Und auch sie hört sich nun im Beisein der Mutter die CD an, woraufhin sie sich ebenfalls weinend umschlungen halten. Auf meine Nachfrage nach etwa einem halben Jahr sagt mir Monika, dass sie nun eine heile Familie seien und ganz in Liebe und sehr verständnisvoll miteinander umgingen. Und, so fügt sie hinzu, Ricardas Gesichtshälfte werde nicht mehr rot, ihre Neurodermitis sei ganz verschwunden.

Vielleicht kommt auch Fritz, der Jüngste der vier, einmal zu einem Rückführungstherapeuten, um zu wissen, warum er mit einer Fußverkrüppelung geboren werden sollte. Sicherlich werden ihm ein oder mehrere Opferleben und ein Täterleben aufgedeckt werden. Und auf die Frage an sein Höheres Selbst, warum er sich entschieden hat, sich in dieser heutigen Familie zu inkarnieren, könnte ihm wohl Folgendes erklärt werden: Dein jetziger Vater hat dir in deinem Leben in China aus Zorn, dass du mit seiner Tochter ein Verhältnis gehabt haben solltest, den rechten Fuß abgehackt. Er hat dich vor seiner heutigen Inkarnation gebeten, sein Sohn zu werden, um alles an dir wiedergutmachen zu können. Du hast dich in Liebe darauf eingelassen, wissend, dass er alles für dich tun wird, um deine Behinderung so angenehm wie möglich zu gestalten. Er hat dir deswegen die besten Ärzte ausgesucht, dir einen Rollator gekauft und dir besonders große Geschenke gemacht.

Und sollte Liesbeth einmal den Weg in die Rückführungstherapie finden mit der Frage: Warum bin ich in diese Familie hineingeboren worden?, dann mögen mehrere Gründe dafür aufgedeckt werden, denn die meisten dieser Mitglieder kennen sich aus den verschiedensten Leben. Und nun stellt sich zusätzlich heraus, dass sie ihrem jüngeren Bruder beistehen wollte, hatte sie ihn doch in jenem Leben in China als Tochter des Fürsten, des heutigen Vaters, verleumdet, so dass diesem ungerechterweise das Bein abgehackt wurde.

Familienmitglieder kommen also nicht zufällig zueinander. Alles hat höhere Gründe. Es geht immer darum, Liebe zu lernen.

Gerade Ehepaare kommen immer wieder zusammen, bis beide zu einer anhaltend harmonischen Beziehung gefunden haben. Denn Partnerschaften, gleich welcher Art, sind immer Lerngemeinschaften. Das Verlieben wird beiden anfangs oft leicht gemacht. Entweder kennen sie sich aus einer Liebesbeziehung aus früheren Leben, wobei sich die gegenseitige Zuneigung von allein ergibt, oder, wenn sie im früheren Leben verfeindet waren und ein spontanes Aufeinanderzugehen deshalb nicht möglich wäre, es wird ihnen sozusagen von höherer Seite eine Liebesinjektion verpasst, so dass sie sich anfangs heftig ineinander verlieben. Doch diese Injektion wirkt vielleicht nur über einige Jahre, so dass alte Programme wieder hervorkommen, hatten sie sich im früheren Leben doch vielleicht wegen Erbstreitigkeiten verfeindet und bekämpft.

Im heutigen Leben steigerte sich ihr Verhältnis allmählich zur Unerträglichkeit, so dass nach heftigen Anklagen und Beschuldigungen das Thema Scheidung ausgesprochen wird.

Kommt nun ein Ehepartner zum Rückführungstherapeuten und findet heraus, in welchen Leben er schon mit seinem Partner verbunden war samt jenem Leben als gegenseitige Feinde, dann kann eine Auflösung stattfinden, die zur Harmonie führt, wonach das Thema Scheidung nie wieder erwähnt werden dürfte. Denn das Höhere Selbst hat erklärt, warum sie sich entschieden hatten, in dem heutigen Leben Mann und Frau zu sein, um eben an dieser Disharmonie zu arbeiten und zu einer erneuten Harmonie zu gelangen. Ich hatte so viele Klienten bei mir, die durch das in früheren Leben Erlebte und durch die Kenntnis der inneren Zusammenhänge auf einmal wieder zu einer harmonischen Partnerschaft oder Ehe gefunden haben. Wer wissen will und die Ursachen für zwischenmenschliche Disharmonien aufdeckt, braucht nicht mehr unter ihnen zu leiden.

Wir können durch Rückführungen mit oder ohne Rückführungsleiter auch herausfinden, wer zu unserer jenseitigen Familie gehört. Wir gehen dann, wie in *Rückführung als Lebenshilfe* ausführlich beschrieben, in das jenseitige Leben hinein, das zwischen dem heutigen und dem unmittelbar vorausgegangenen liegt. Wer wissen will, kann nun seine Rückkehr zu dieser jenseitigen Kernfamilie wieder erleben und wird einige von den Familienmitgliedern aus dem soeben beendeten Leben wiedererkennen. Vor dem Wolkentor kann er das Höhere Selbst fragen, wer auch von den jetzigen Familienmitgliedern und ihm Nahestehenden mit zu dieser Kernfamilie gehört, und er wird die Namen genannt bekommen.

Man kann durch mehrere Rückführungen auch herausfinden, mit welchen Familienmitgliedern man die verschiedenen Rollen durchgespielt hat und warum man sich diese Rollen jeweils zuteilte. Wir werden dann erfahren, dass es auf Erden immer um das Erlernen der Liebe geht. Und der Weg dorthin hat viele Umwege. Wohl dem, der die Abkürzungen kennt.

Also wer wissen möchte, warum er in seiner Familie mit einzelnen Mitgliedern zusammengekommen ist und weshalb er eventuell unter Disharmonien mit allen oder Einzelnen leidet, kann die Antworten auf seine Fragen in Rückführungen finden. Derjenige, der ein schweres Problem mit einem Familienmitglied oder mit seinem Partner oder der Schwiegermutter hat, sollte sich unbedingt einer Rückführungstherapie unterziehen.

Wenn wir darunter leiden, dass wir älter werden

Viele verfallen in Trübsal, wenn ihre Jugendjahre vorbei und sie alt geworden sind. Man sehnt sich nach der Jugend zurück, wo man noch über alle Kräfte verfügte, wo man sich so leicht verlieben konnte, wo man sich noch in so viele Illusionen verstricken durfte. Was hatte man sich damals alles vorgenommen zu werden ...? Manche haben ihre Ziele auch erreicht und können stolz auf ihr Leben zurückblicken. Trotzdem plagt sie ihr Älterwerden. Andere haben ihre Wünsche und Ziele nie erfüllen können, bedauern gar, ein "verpfuschtes" Leben gehabt zu haben. Und wie war es mit ihrem Partner? Anfangs hatte sie die große Liebe zusammengeführt, und schließlich mündete diese in Heirat. Aber mit den Jahren nahm dieses einst heiße körperliche Begehren immer mehr ab. Wenn auch die Herzensliebe abgenommen haben sollte und man nun an den Unzulänglichkeiten des

Partners im Stillen oder im Streit herumnörgelt, über die man in den ersten Jahren gerne hinwegsah, dann versinkt man oft in ein stilles Leiden. Man sehnt sich in seinen Gedanken nach jenen Jahren des Verliebtseins zurück.

Doch man sollte wissen, dass jedes Alter auch seine schönen Seiten hat. Wer nur zurückschaut, mag sich in Leid verstricken. Nun gibt es aber einen großen Trost. Dieses Leid kann aufgehoben werden, wenn man in einer Rückführung erfährt, dass man ja immer wiedergeboren wurde, immer wieder eine neue Jugend haben durfte, in welcher man sich wieder mit Leidenschaft verliebte. Dieses durch eine Rückführung erlangte Wissen von wiederholten Erdenleben mildert das Leid, das einen im Alter überkommen mag. Ja, man darf sich eigentlich schon auf sein nächstes Erdenleben freuen, wo man all das, was man in dem gegenwärtigen nicht erreicht hat, nachholen kann.

Gemäß ihrer traditionellen Philosophie glauben die Hindus, dass man immer wiedergeboren wird, solange man noch irgendwelche unerfüllten Wünsche hegt. Erst wenn man ein Leben ohne weitere Wünsche gelebt hat, kann man aus dem Rad der Wiedergeburt aussteigen. Wir selbst entscheiden im Jenseits, ob wir erneut inkarnieren wollen. Doch werden wir dort einsehen, was wir bisher auf Erden noch nicht gelernt, erfahren oder aufgelöst haben, und wir werden uns sicherlich für ein neues Erdenleben entscheiden. Der freie Wille ist eine Einrichtung des göttlichen, für uns Menschen vorgesehenen Planes.

Wer wissend geworden ist, der wird sich über sein Älterwerden nicht grämen. Denn er weiß, bald steht ihm die Heimkehr in die herrliche himmlische Welt wieder offen. Ein Lernausflug zur Erde ist mal wieder vorbei. Ich darf wieder nach Hause, bevor ich mich für einen erneuten Lernausflug entscheide. Ich freue mich also schon auf mein Nachhausekommen. Doch noch gibt es immer etwas dazuzulernen, sonst hätte ja mein Herz schon aufgehört zu schlagen. Also will ich durchhalten, bis meine Stunde des farewell to earth (frei übersetzt: Mach's gut, Erde) gekommen ist. Wenn wir geboren werden, weinen wir oft noch aus Nostalgie, da es in der höheren Heimat so schön war und wir diese jetzt vermissen. Doch wer sich seinem Erdenende nähert, könnte sich schon von der Vorfreude packen lassen, wieder nach Hause zu kommen - und hoffentlich mit vollen Taschen erlebter Erfahrungen als Seelenbereicherung.

Wenn uns der Todesgedanke plagt

Viele Menschen haben Angst vor dem Tod oder auch Angst vor dem Leiden im Alter und vor allem beim Sterben. Wie das Geborenwerden ist auch das Abschiednehmen vom Leben oft mehr oder weniger schmerzhaft. In beiden Fällen spielt hier auch karmisches Ausgleichsgeschehen mit. Wenn ich in früheren Leben bei einem Erdrutsch, einer Lawine oder einem Erdbeben verschüttet worden bin und in den Todesmomenten aus karmischen Gründen das Erdrücktwerden habe erleben müssen, dann werden auch bei der Geburt beim Hindurchgleiten durch den mich einengenden Geburtskanal diese schrecklichen Ängste wieder wachgerufen, und die Geburt kann für mich zu einem Horrorgeschehen werden. Ebenso verhält es sich mit dem Sterben. Wenn ich aus karmischen Gründen als Ausgleichsgeschehen einen grässlichen Tod durchleben soll, dann sollte ich ihn auch tapfer durchstehen und mich nicht von Ängsten plagen lassen. Denn es könnte sein, dass ich in einem früheren Leben jemandem Todeswunden zugefügt hatte, unter denen er grausamst gestorben war. Nun hat man die Gelegenheit - gemäß dem Gesetz "Was du anderen tust, soll an dir selbst geschehen" - auszugleichen. Wer das Gesetz als schlüssig erkannt hat, also um die Gesetzmäßigkeiten weiß, wird nicht das Schicksal, unzureichende medizinische Betreuung oder wen oder was auch immer dafür verantwortlich machen, sondern weiß, dass er das Leid im Sterbeprozess aus karmischen Gründen selbst heraufbeschworen hat. Er wird nicht unnötig klagen, sondern tapfer bis zum Schluss durchhalten. Wenn zum Beispiel jemand in einem früheren Leben einen anderen erstickt hat, dann mag es eine karmische *Not-wendigkeit* (man beachte den Bindestrich) sein, dass der Erstickungstod unabwendbar und selbst bei bester medizinischer Versorgung auf der Intensivstation eben *not-wendig* ist, damit der karmische Ausgleich intensiv erlebt werden kann. Wir haben uns dieses Schicksal vor dem Eintritt in das erneute Erdenleben selbst ausgesucht. Wir wollten es haben - und sei es als Selbstbestrafungsmechanismus.

Wer um diese Bedingungen weiß und sein gerechtes Schicksal annimmt, wird weniger leiden als der, welcher sich mit aller Macht bis zum Schluss gegen das Abschiednehmenmüssen aufbäumt. Das Wissen um diese Gesetzmäßigkeiten mildert also das Leid im Sterbeprozess, oder man nimmt es als gerechtes Geschehen an und erträgt das Leid ohne Klagen. Denn - und ich wiederhole es gerne - nichts geschieht zufällig, alles unterliegt einem sinnvollen Plan. So kann es sogar sein, dass man aus karmischen Gründen nach seinem Ableben noch im eigenen Körper verhaftet bleibt, um den Verbrennungstod bei der Einäscherung mitzuerleben. Wenn wir aber durch eine Rückführungstherapie diese karmische Verstrickung vorher gelöst haben, mag dieses nachtodliche Geschehen überflüssig geworden sein.

Es gibt viele Menschen, die sich mit aller Macht auch noch im Sterbeprozess an das Leben klammern und größte Angst vor dem Tod haben. Sie wollen den Tod so lange wie möglich hinausschieben. Diese Sterbenden sind meist solche, die unbewusst wissen oder fühlen, dass sie ihr Leben verfehlt haben oder dass sie vielleicht noch etwas Unerledigtes zu erledigen oder verdrängt haben. Das bereitet ihnen jetzt großes Herzensleid. Denn im Siechtum im Bett hat man viel Zeit, über sein Leben nachzudenken, Dinge Revue passieren zu lassen und sich dann auch an unliebsame Ereignisse zu erinnern, in denen man sich lieb(e)los verhalten hat. Zum Beispiel mag es einen Sterbenden leidvoll belasten, dass er etwas Unrechtes getan hat wie Diebstahl, Betrug, Verrat, Verleumdung, Falschaussage, Fremdgehen oder was auch immer. Wenn er ein gläubiger Katholik ist, wird er einen Geistlichen zu sich bitten, um ihm seine Missetaten zu beichten. Dies ist eine sehr gute kirchliche Einrichtung. Dem Reuigen werden im Sterben nun im Namen der Dreiheiligkeit seine Sünden vergeben (angeblich). Doch das heißt noch lange nicht, dass seine krassen Verfehlungen damit von karmischen Konsequenzen ausgeschlossen bleiben. Aber er kann nach dem kirchlichen Segen beruhigter sterben. Ebenso könnte man selbst vor dem Sterben noch jenen Personen mündlich, telefonisch oder brieflich (auch wenn man dieses Schreiben jemandem diktieren müsste) vergeben oder vor allem jene um Vergebung bitten, mit denen man noch in Disharmonie ist. (In meinem Buch *Rückführungen als Lebenshilfe* findet man Hinweise, wie man sich von Disharmonien mit Personen und von Schuldgefühlen befreien kann.)

Elisabeth Kübler-Ross hat immer wieder darauf hingewiesen, dass man sich noch vor dem Tod unbedingt von unerledigten Dingen (unfinished business) befreien sollte. Denn was man nicht in einem Leben zu vergeben vermag oder erledigen kann, wird mit Sicherheit in einem anderen Leben nachgeholt werden müssen. Diese Chance der

Vergebung sollte man nicht ungenutzt lassen. (Nach meiner Rückkehr aus Nepal im März 2010 besorgte ich mir das 2009 erschienene Buch von Bruno Bitterli-Fürst *Tod und Leben.* In diesem gibt er an, von Elisabeth beim Schreiben inspiriert worden zu sein. Ich fragte sie deshalb. Sie bestätigte, dass sie bei diesem Buch mitgeholfen habe. Denn es sei wichtig, den Menschen die wichtigen Dinge des Lebens nahezubringen, damit sie sich von vielem Leid zu lösen vermögen. E: Ja, ganz genau. Ja, ich wollte den Menschen die Angst vor dem Tod nehmen.) Ich besuchte sie öfter, als sie acht Jahre lang wegen ihrer Gehirnschläge krank lag. Dann schimpfte sie auf ihre "guys" (jenseitige Führer), warum diese sie noch nicht abgeholt hätten, hätte sie doch ihre Mission auf Erden schon erfüllt. Sie sehnte sich so sehr danach, so schnell wie möglich in die höhere Welt zurückzukehren, um endlich wieder zu Hause zu sein bei ihren Lieben. Sicherlich werden Zehntausende, denen sie durch ihre Seminare, Vorträge und

Bücher so viel Wichtiges vermitteln konnte, sie dort mit Blumen begrüßen. Und in den Jahren danach, als sie ihr Krankheitsschicksal angenommen hatte, sagte sie, dass man auch in einem langen Siechtum lernen könne, vor allem unerledigte Geschäfte noch zu erledigen. Sie habe jetzt aber endlich Geduld gelernt, etwas, was ihr, der Ungeduldigen, noch in ihrem Seelenwachstum gefehlt hatte. (T: Kann ich das so stehen lassen? E: Ja, das stimmt.)

Die amerikanische Psychologin und Reinkarnationsforscherin Prof. Helen Wambach führte alte Leute in einer Klinik in ihr früheres Leben zurück und ließ sie ihren Tod aus dem vorausgegangenen Leben und das, was danach geschah, wiedererleben. So konnte sie ihnen die Angst vor dem Tod nehmen. Wer also durch eine Rückführung in einem seiner früheren Leben den Übergang vom Diesseits ins Jenseits miterlebt hat, weiß, dass man keine Angst vor dem Tod zu haben braucht. Wer mehr über das Lebensfinale und das, was nach diesem mit einem geschieht, lesen möchte, dem empfehle ich das von mir herausgegebene Buch von Elisabeth Kübler-Ross: *Über den Tod und das Leben danach*. Ich halte dieses Buch dieser weltweit bekannten Medizinerin für eines der wichtigsten unserer Zeit. Was sie darin geschrieben hat, stammt vornehmlich von sterbenden Kindern und was diese ihr wissend mitgeteilt hatten. Denn diese von ihr Betreuten sahen kurz vor ihrem Heraustreten aus dem Körper, wie jemand von den Verstorbenen bei ihnen war, um sie abzuholen und in die jenseitige Welt hinüberzubegleiten. Meistens war es eine ihnen in Liebe verbundene Person, sei es die Mutter, Großmutter Tante oder eine andere ihnen nahestehende Person, oder aber - besonders bei den ganz Kleinen - es erschien ein Engelwesen. Dieses Buch hilft dabei, sich bewusst zu werden, dass das Sterben kein düsteres Schreckgespenst ist, sondern eine Tür, die ins Licht und in die Schönheit führt.

Selbstverständlich ist es schwer, aus dem Leben zu scheiden, wenn man Trauernde zurücklässt, die zumal meinen könnten, ohne den sich Verabschiedenden nicht leben zu können. Aber wer einmal in einer Rückführung seinen eigenen Tod erlebt hat, weiß, dass es den Tod als solchen nicht gibt. Wie sagte Elisabeth, die Wissende: "Das Sterben ist wie ein Umziehen in ein schöneres Haus." Denn nachdem wir aus dem Erdenkörper ausgestiegen sind, erscheint jemand aus der geistigen Welt - ob Verwandter, Freund oder ein Geistführer oder Engel - und führt uns in die Schönheiten der höher vibrierenden Welt, unserer eigentlichen Heimat. Wir erhalten dort einen neuen Körper. Und sollten wir im hohen Alter gestorben sein, dann dürfen wir uns aussuchen, in welchem Alter wir uns dort wieder mit gesunden Gliedern wahrnehmen wollen. Die meisten der dort Angekommenen wählen ein Alter zwischen zwanzig und dreißig. Wer das alles weiß, kann sich - wie ich mich - schon auf den Tod freuen. Wissen um die

Wahrheiten verdrängt Leid. Wahres Wissen vermehrt die Freude. Man kann sich also durch Rückführungen und, was für viele erst einmal der kleinere Schritt ist, durch einschlägige Bücher zum Thema Sterben informieren, was einen nach dem Tod erwartet, um die Angst vor dem Tod und damit das Leiden zu verringern.

Diejenigen jedoch, die einen klinischen Tod mit Herzstillstand hatten, sei es zum Beispiel bei einem Unfall oder auf dem Operationstisch, haben keine Angst mehr vor dem Tod, denn sie haben in Erfahrung bringen dürfen, dass man nicht stirbt, sondern weiterlebt. Meistens sehen sie ihren Körper unter sich oder vor sich liegen. Sie überblicken die Szenerie und das, was dort geschieht. Sie bekommen die Gedanken und die Worte der Anwesenden mit. Und dann mag es geschehen, dass sie einen schnell sich abspulenden Lebensrückblick durchlaufen. Sie erkennen auf einmal unter den vielen ihnen vorgespiegelten Ereignissen wie aus einer höheren

Sicht heraus, wo und was sie im Leben unter anderem nicht richtig gemacht haben, wo sie zum Beispiel gegen die Liebe verstoßen haben. Und schließlich kann es sich ereignen, dass wir durch eine Röhre gleitend am Ende ein Licht sehen, auf das wir zuschweben. Dort angekommen, heißen uns verstorbene Verwandte und Bekannte willkommen, umarmen uns, freuen sich, uns wiederzusehen. Viele unserer Fragen werden nun beantwortet. Sie zeigen dann gerne, wie es bei ihnen in der herrlichen höheren Welt aussieht. Schließlich werden wir gefragt, ob wir hier bleiben wollen oder wieder auf die Erde zurückzukehren verlangen. Natürlich wollen wir bleiben, ist es doch hier viel prächtiger als auf der Erde. Doch dann werden wir daran erinnert, dass wir dort noch die Gelegenheit haben, das zu erledigen, was wir uns vor unserer Erdgeburt vorgenommen hatten, und demzufolge die Chance nutzen sollten, in den Erdenkörper zurückzukehren. Und uns wird versichert, dass wir uns nach unserem wirklichen Tod auf jeden Fall wieder bei ihnen einfinden werden. Zeit ist sowieso nur eine Illusion. Oder man erinnert sich daran, dass man ein behindertes Kind zurückgelassen hat, das Mutti oder Vati noch dringend braucht. Und sofort wird die- oder derjenige sich dafür entscheiden zurückzukehren, ist doch die Silberschnur, die den Geistkörper mit dem Erdenkörper verbindet, noch intakt. Plötzlich wacht man am Unfallort oder auf dem Operationstisch wieder auf - und kann sich meistens noch an alles erinnern. Solch ein Erlebnis verändert einen Menschen. Er ist dadurch zu einem Wissenden geworden, der vom Tod nichts zu befürchten hat. Er weiß nun, weshalb er inkarnierte, und wird mit neuem Mut versuchen, noch all das zu erledigen, weshalb er eigentlich zur Erde kommen wollte. Für jene, die einen klinischen Tod erlebt haben, wird auf einmal das tägliche Leben leichter, sie nehmen alles nicht mehr so ernst, ärgern sich nicht mehr, sie leiden nicht mehr. Denn eine innere Freude ist in ihnen, dass das Leben nach dem Tod weitergeht. Sie wissen, dass ihre Verwandten und Freunde sie wieder freudig empfangen werden, wenn die Silberschnur endlich durchtrennt sein wird. Denn das Wissen um den Tod und das, was einen danach erwartet, hat auch die Angst vor dem Tod ausgelöscht.

Wer wissen will und daher auch sein Leiden verringern oder ganz auflösen möchte, der sollte einmal im Internet unter dem Stichwort "Klinischer Tod" nachforschen und zur Kenntnis nehmen, was es dort alles zu wissen gibt. Außerdem empfehle ich ihm einschlägige Literatur zu diesem Thema. Hier seien als Beispiel die Bücher von Kenneth Ring, Raymond A. Moody, George Ritchie, Michael B. Sabom, Betty J. Eadie, Peter Fenwick und Elisabeth Kübler-Ross genannt. Wissen heißt Angst und auch Leid verringern. Und man kann sich dieses Wissen aneignen.

An dieser Stelle möchte ich eine Begebenheit aus dem Buch *Über den Tod und das Leben danach* von Elisabeth Kübler-Ross wiedergeben.

Als sie an der Universität von Chicago lehrte, jedoch Zwistigkeiten mit einem Theologen hatte, wollte sie ihre Lehrtätigkeit dort aufgeben. Auf einmal kam in dem Universitätsgebäude eine Frau auf sie zu und fragte sie, ob sie für einen Augenblick zu sprechen sei. Elisabeth bejahte, und sie gingen gemeinsam zu ihrem Arbeitszimmer. "Diese Frau kenne ich doch", so durchfuhr es Elisabeth. "Das ist doch Frau Schwarz, meine Patientin, die vor neun Monaten gestorben ist." In ihrem Arbeitszimmer angekommen, sagte sie: "Aber Sie sind doch ...?" "Jawohl, ich bin Frau Schwarz." "Aber Sie sind doch gestorben?" "Sie sehen ja, ich lebe, ich bin nicht tot. Frau Doktor, ich bin aus zwei Gründen zu Ihnen gekommen. Einmal wollte ich mich bedanken für Ihre Hilfe, die Sie mir zukommen ließen, und zweitens bin ich gekommen, um Sie zu bitten, Ihre Arbeit hier an der Universität noch nicht niederzulegen." Und Elisabeth dachte: "Das kann doch nicht sein. So viele von meinen sterbenden Patienten haben kurz vor ihrem Tod behauptet, dass Verstorbene sie abholen. Soll etwa ich jetzt ebenfalls sterben? Wenn ich das irgendjemandem erzähle, was ich gerade erlebe, wird mir das keiner glauben. Ich muss ein Beweisstück haben." Und laut sagte sie zu Frau Schwarz: "Sie erinnern sich doch noch an jenen Pfarrer, der sich so nett um Sie gekümmert hatte. Können Sie ihm nicht ein paar Zeilen auf diesen Zettel schreiben? Er würde sich bestimmt über Ihre Grüße freuen." "Ja, sehr gern", war die Antwort. Frau Schwarz schrieb ein paar Zeilen auf und reichte sie Elisabeth, indem sie sagte: "Frau Doktor, versprechen Sie mir, dass Sie noch hierbleiben und Ihre Tätigkeit fortführen?" Und die Ärztin gab das Versprechen. Frau Schwarz wandte sich um, ging zur Tür und war auf einmal verschwunden.

Elisabeth saß an ihrem Schreibtisch und dachte: "Das kann doch wohl nicht wahr sein? Ich bin überarbeitet. Ich halluziniere schon. Ich benötige dringend Ferien." Und sie erhob sich, um auf dem

Flur nachzusehen, ob die Erscheinung noch dort zu finden war. Doch niemand war zu sehen. Sie kehrte zum Schreibtisch zurück: "War das alles nur eine Halluzination? Aber nein. Hier ist ja der Zettel mit den Grüßen an den Pastor." Sie fertigte schließlich eine Kopie von dieser Geisterhandschrift an und schickte sie an jenen Pastor mit der Bitte, zur Familie der Verstorbenen zu gehen, um diese Schriftzüge mit denjenigen von Frau Schwarz zu vergleichen. Wenig später teilte ihr der Pastor mit, dass es sich um die gleiche Handschrift handele. Nun, wem solch ein überzeugender Beweis für ein Leben nach dem Tod beschert sein darf, der wird wohl sein ganzes bisheriges Weltbild umkrempeln müssen.

Ich gehe hin und wieder auf Friedhöfe, wie ich auch zu einigen der SS-Vernichtungslager gegangen bin, um die dort noch verweilenden Verstorbenen, die noch nicht loslassen können, wissen zu lassen, dass es eine höhere und sehr schöne Heimat auf einer feinstofflichen Ebene gibt, die unser aller

Heimat ist. Denn viele der noch Erdgebundenen oder im Grab Liegenden befinden sich immer noch in einem Schockzustand, von dem sie sich nicht gelöst haben, oder sie sind Katholiken, die im Grab auf den ihnen verhießenen jüngsten Tag warten, wenn die Trompeten erschallen und sie vor das göttliche Gericht gestellt werden, um entweder in den Himmel, in das Purgatorium oder gar in die Hölle geschickt zu werden. Solchen kirchlichen Unwahrheiten sitzen leider noch viele Gläubige auf. Auch sie würde eine Rückführung eines Besseren belehren. Wie beim oben beschriebenen Clearing kläre ich die Erdverhafteten über die höheren Wahrheiten auf und bitte ihre schon im Jenseits weilenden Verwandten oder Freunde, sie abzuholen und sie dann mithilfe der bereitstehenden Engel durch den zuvor manifestierten Lichtkanal in die höhere Welt zugeleiten. Diese noch Erdgebundenen, die meistens kein Zeitgefühl mehr haben und vielleicht schon Jahrhunderte lang herumirren, herumspuken oder im Grab liegen, leiden unter ihrem Nichtwissen, dass sie nicht mehr als Unsichtbare der Erde verhaftet sein müssen. Sobald sie um Beistand bitten - und irgendwann werden sie es tun -, wird ihnen auch geholfen werden. Denn auch hier regiert noch der freie Wille.

Es gibt unzählige Berichte von Erlebnissen mit Verstorbenen, die sich den Hinterbliebenen auf die ein oder andere Weise mitteilten. Und das führt uns gleich zum nächsten Kapitel.

Wenn wir um den Verlust einer Person trauern

Viele Menschen haben sehr schwer daran zu tragen, wenn eine ihnen nahestehende Person verstorben ist. Solches Leiden kann zu Depressionen führen. Doch wir wissen nicht, dass diese Person nur ihre zeitlich schon im Voraus festgesetzte Erdenreise beendet hat und nun in eine höhere Welt zurückgekehrt ist, wo wir sie sicherlich wiedersehen werden. Selbst jene, die um das Dahinscheiden eines Tieres trauern, werden dieses wieder lebendig im Jenseits sehen, wo man es erfreut in die Arme schließt. Der Tod ist eigentlich nur eine Illusion. Und wer wirklich wissen will, der wird zu einem Wahrheitsforscher, um hinter die Schleier unserer irdischen Welt zu schauen, denn wahrhaftes Wissen macht frei, frei vom Leiden an und in der Welt.

Ich kenne eine Kindergärtnerin, in deren Gruppe sich ein Fünfjähriger befand, der Jakob hieß und plötzlich wegen eines Gehirntumors im Krankenhaus notversorgt werden musste. Die Ärzte waren sich darüber im Klaren, dass dem Jungen durch eine Operation keine lebensrettende

Hilfe mehr gegeben werden konnte. Seine beiden Eltern litten unter dem unabwendbaren Dahinscheiden ihres geliebten Sohnes. Kurz bevor er für immer seine irdischen Augen schloss, sagte er im Beisein seiner Eltern und der Kindergärtnerin, die mir alles berichtete: "Ich gehe jetzt zu meinen richtigen Eltern." Die Eltern traf nun im wahrsten Sinne des Wortes der Schlag. Sie fragten sich: "Was haben wir falsch gemacht, dass er uns nicht als Eltern akzeptierte? Wir haben ihn doch immer liebevoll behandelt. Ja, wir lieben ihn von ganzem Herzen. Warum lehnt er uns jetzt ab und will zu anderen Eltern?" Und nach der Beerdigung hielt das Leid an – samt des Forschens nach dem Grund, warum der Sohn sie abgelehnt hatte. Sie stürzten sich in Selbstvorwürfe und konnten alles nicht verstehen. Ihr Leben schien nun unter einer Glocke von Trauer, Tränen und Leid stattzufinden. Was konnte der Junge nur gemeint haben mit dem Hinweis, dass er nun zu seinen wirklichen Eltern gehen wolle?

Wenn Kinder früh sterben, war dies von höherer Seite schon geplant. Vielleicht hatten die Eltern vor ihrer Inkarnation in das heutige Leben schon eingesehen, dass sie wegen eines karmischen Ausgleichsgeschehens noch ein Kind verlieren mussten, um nachzufühlen, wie jene fühlten und trauerten, denen sie in einem Täterleben das Kind weggenommen oder getötet hatten. Denn durch den Verlust eines Kindes wird erst sein Wert erkannt. Und um diesen karmischen Ausgleich in die Wege zu leiten, hat sich die Seele dieses Jungen bereiterklärt, nur fünf Jahre bei diesem Elternpaar zu verweilen, um dann zurückzukehren in eine höhere Welt. Von dort aus, was schon geplant war, wechselte er in den Bauch einer anderen Mutter über, um dann bei diesen Eltern ein ausgedehnteres Leben zu führen. Hätte das trauernde Ehepaar um diese Zusammenhänge gewusst, dann wären sie sicherlich nicht in diese Verzweiflung und Trauer versunken. Nichtwissen kann oft zu großem unnötigem Leid führen.

Unter meinen fünfundzwanzig verschiedenen Jobs befindet sich auch der des Taxifahrers - ein Beruf, dem ich in Berlin mit zwischenzeitlichen Unterbrechungen über fünfzehn Jahre lang mit großer Freude nachkam. Oft ergaben sich längere Gespräche, die sogar am Zielort noch fortgeführt wurden. Eine meiner Lieblingsfragen, um herauszufinden, was Leute sich nach dem Ende ihres Erdenlebens erhoffen, war: "Glauben Sie an ein Leben nach dem Tod?" Und dann erzählte ich ihnen über die Forschungen von Elisabeth Kübler-Ross (übrigens auch einer meiner Fahrgäste), die als Wissenschaftlerin das Überleben des Todes bewiesen hat. Und als ich wiederum einmal einer Frau über Elisabeth berichtete, sagte sie: "Das ist interessant, dass Sie dieses Thema ansprechen. Gestern rief mich meine Freundin an und sagte: 'Ich dachte bei wachem Bewusstsein an Willy (ihr verstorbener Mann). Auf einmal stand er vor mir. Er überreichte mir einen geöffneten Briefbogen, lächelte mich an und war plötzlich wieder verschwunden.' Sie las nun, was auf dem Papier in seiner Handschrift stand, was etwa so lautete: 'Weine nicht. Ich lebe in einer sehr schönen Welt. Wir werden uns wiedersehen. Ich liebe dich. Dein Willy.' Dieses Schreiben hielt sie nun eine ganze Weile in den Händen und vermeinte zu träumen. Doch plötzlich löste sich dieser Brief wieder auf."

Eine Woche später erzählte ich diese Begebenheit einem Ehepaar. Ich kam mit dem Bericht kaum zu Ende, als ich im Rückspiegel die Frau hinter mir aufgeregt ihre Hände hin- und herschütteln sah, wobei sie ausrief: "Ich muss Ihnen auch etwas erzählen, was ich erlebt habe." Und sie berichtete mir Folgendes, was ich an dieser Stelle aus meinem Buch *Mörder im Taxi* zitiere: "1962 war mein Vater gestorben. Er war damals die einzige Bezugsperson in meinem Leben. Ich wollte nicht mehr leben. Ich sah keinen Sinn mehr. Ich wollte ebenfalls sterben. Ich weinte und weinte. Eines Morgens wachte ich auf, dachte an meinen Vater und weinte wieder. Auf einmal stand er vor mir und sagte: 'Stöpselchen, weine nicht. Du siehst ja, ich lebe doch noch, ich bin doch gar nicht tot. Doch wo ich jetzt lebe, habe ich neue Aufgaben übernommen, denen ich auch gerne nachkommen möchte. Doch sobald du traurig bist und weinst, ziehst du mich zu dir und hältst mich somit von meiner Tätigkeit ab. Bitte, weine nicht mehr. Vielmehr freue dich, dass ich nicht tot bin. Und wenn du mich wirklich brauchst, denke an mich und wünsche mich herbei. Ich werde dann kommen und versuchen, dir zu helfen!'" Und diese Frau fügte noch hinzu: "Dieses Erlebnis hat mein ganzes Leben verändert. Seitdem weiß ich hundertprozentig, dass es ein Leben nach dem Tod gibt und dass wir unsere geliebten Menschen wiedersehen werden." Diese Frau und auch jene aus dem oberen Beispiel werden bestimmt keine Angst mehr vor dem Tod haben, denn sie wissen jetzt mit Bestimmtheit, dass die Verstorbenen weiterleben und sie diesen wiederbegegnen werden. Und wenn sich bei Ihnen zuvor noch Angst vor dem Tod im Kopf niedergelassen hatte, wird sich nun sicherlich Freude ausgebreitet haben, denn auch Sie wissen jetzt, dass der Tod an sich nur eine Illusion ist. Elisabeth versicherte mir bei unseren Begegnungen, dass ihre eigentliche Aufgabe darin bestehe, den Menschen zu sagen, dass es keinen Tod gibt.

Und noch ein anderes Beispiel aus meiner Zeit als Taxifahrer möchte ich hier anfügen. Mein Fahrgast war eine etwa fünfzigjährige Frau aus Düsseldorf. Sie erzählte mir, dass ihre Freundin nach dem Tod ihres Mannes täglich auf den Friedhof ging, um dort zu trauern und mit ihm zusammen zu sein. Eines Tages jedoch erschien ihr Mann vor ihr auf dem Friedhof und gab ihr telepathisch zu verstehen - denn sie hörte diese Worte ganz deutlich in sich: "Bitte, komme nicht mehr zu meinem Grab, denn ich finde sonst keine Ruhe." Auch die Verstorbenen leiden oft darunter, dass wir unter ihrem Tod leiden. Wir sollten ihnen also nicht auch noch nachtodliches Leid und Mitleiden bescheren, indem wir um sie trauern und sie somit noch in unseren Bann ziehen. Vielmehr sollten wir sie sich erfreuen lassen an den Herrlichkeiten der jenseitigen Welt. Wer mehr über die jenseitige Welt wissen möchte, dem empfehle ich das Buch von Anthony Borgia *Das Leben in der unsichtbaren Welt*.

Wenn ein Mitglied der Familie stirbt und das Kind fragt, wo denn der Opa - oder wer immer gestorben sein mag - sei, darf man ihm sagen, dass er jetzt im Himmel ist und dann irgendwann wieder als Baby geboren wird. Kinder haben mit dieser wahrheitsvollen Erklärung keinerlei Schwierigkeiten. Auch uns Kindern wurde, als ich fünf war und meine Mutter gestorben war, ebensolches gesagt. Und ich hatte manches Mal das Gefühl, dass sie oft umsorgend als Engel bei uns weilte. Und so wird es auch gewesen sein. Als ich, wie ich es in meinem Farbroman *Lilia* beschrieben habe, von meiner Stiefmutter als Neunjähriger eingesperrt und mit Essensentzug bestraft worden war, erschien mir meine Mutter in einer Lichtkugel und sagte, dass ich mich nicht, wie ich vorgehabt hatte, auf und davon machen solle. Sie war mir damals ein großer Rückhalt in meinem jugendlichen Leid.

In meinem Buch *Rückführungen als Lebenshilfe*, in welchem ich auch eine Anleitung gebe, wie man sich von Trauer befreien kann, habe ich auch ausführlich beschrieben, wie wir uns selbst in nachtodliche Erlebnisse versetzen können, um uns die Schönheiten dieser herrlichen jenseitigen Schöpfung anzusehen. Dort, wie schon gesagt, treffen wir alle unsere Familienmitglieder wieder, sowohl diejenigen, die schon da sind, als auch jene, die noch für eine längere Zeit auf Erden verweilen und später zu uns zurückkommen. Dies zu wissen ist ein großer Trost für Trauernde. Eigentlich sollte man sich mit dem Verstorbenen sogar freuen können, dass er wieder in die höhere Welt zurückkehren durfte. Doch weil uns nichts über diese Wahrheiten mitgeteilt worden ist, trauern wir, anstatt uns zu freuen.

Die Tonbandstimmenforschung hat schon viele Beweise erbracht, dass Verstorbene sich wieder melden können. Und es gibt vorzügliche Medien, die einen "Draht" nach oben haben und Botschaften übermitteln können. Wer wissen will, ob es möglich ist, mit seinen lieben Verstorbenen in Kontakt zu kommen, muss sich eben auf die Suche nach einem Medium begeben, das über diese Fähigkeiten verfügt, denn Wissen wird einem meist nicht in den Schoß gelegt. Man muss sich selbst darum bemühen. In meinem Buch *Reise zu den Geistern Afrikas* habe ich beschrieben, dass man dort mit den Verstorbenen wie mit Lebenden umgeht. Die Medizinmänner erhalten ihr Wissen oft von einem verstorbenen Medizinmann. Und bei einem Stamm in Gabun ist es Sitte, nach einer gewissen Zeit nach "oben" zu fragen, ob der Verstorbene bereits angekommen ist oder sich noch als Erdgebundener herumtreibt. Sobald durch ein Trancemedium die Mitteilung durchgegeben wird, dass der Betreffende bei den Seinen drüben weilt, bereitet man ein Freudenfest mit Tanzen, Singen und köstlichem Essen. Man trauert nicht um einen Verstobenen, man feiert seinen Übergang. Sie wissen, dass mit dem Tod nicht alles aus ist, sondern dass wir weiterleben und dann auch meistens bei einem Familienmitglied wiedergeboren werden. Dieses Wissen, was uns in der "gebildeten" (oder sollten wir sagen in der "verbildeten") Welt fehlt, da alles erst naturwissenschaftlich bewiesen sein muss, ist für die meisten Afrikaner eine Selbstverständlichkeit. Und das Wissen darüber vermindert ihr Leid und die Trauer beim Abschiednehmen von einem nun vorerst "Verschiedenen". Man kerbt den soeben Verstorbenen Merkmale in die Haut, die dann bei einer neuen Inkarnation des Betreffenden oft schon als Wiedererkennungszeichen gedient haben. Der Verstorbene ist also zurückgekehrt.

Und wiederum gibt es ein großes Fest. Ja, wir sollten uns mehr freuen und nicht so oft traurig sein. Denn es gibt in Wirklichkeit keinen Tod.

Wenn man keinen Sinn im Leben sieht

Zwischen meinem achtzehnten und einundzwanzigsten Lebensjahr spielte ich mit dem Gedanken, mir das Leben zu nehmen. Ich sah keinen Sinn darin, noch weiter zu leben. Für mich gab es keinen Glauben an irgendetwas Höheres, weder an Gott noch an irgendwelche anderen höheren Mächte. Wenn man stirbt, so wird der Körper wie ein Blatt verfaulen, oder im Grab werden ihn die Maden fressen, so dachte ich. Ich war von allem Übernatürlichen desillusioniert. Ich überlegte mir Suizidstrategien, wie zum Beispiel das Herabspringen vom Eiffelturm, mich unter einen Zug werfen, ins Wasser gehen oder die Adern aufschneiden. Ich bin froh, dass ich damals nicht den letzten Schritt gewagt habe, oder bin ich etwa zurückgehalten worden? Wenn ja, von wem oder was? Ich habe mich über die Dummheit der Lehrer, ja überhaupt über die Dummheit der Menschen empört. Warum bekriegen sich die Völker? Warum müssen Menschen verhungern? Und wie oberflächlich waren doch die mich umgebenden Menschen. Und wie engstirnig waren jene, die noch einer der beiden christlichen Glaubensrichtungen anhingen. Sie beteten einen Gekreuzigten an, der vorgab, Gottes Sohn zu sein. Und kein Mädchen näherte sich mir und liebte mich. Ich war ihnen wohl zu unansehnlich? Oder warum war ich innerlich so einsam? Ich musste in meinem Innern leiden, weil ich kein Wissen über die eigentliche Bedeutung des Lebens hatte.

Den Wert eines Lebens als großes Geschenk, als eine Gnade, als eine Gelegenheit des seelischen Wachsens hatte ich nicht erkannt. Ich war blind für die großen Möglichkeiten und Schönheiten des Lebens und die Erfahrungsmöglichkeiten, um herauszufinden, warum alles so ist, wie es sich darbietet. Schließlich trampte ich um die ganze Welt, auch durch ganz Afrika - im Hinterkopf immer die Frage, warum wir Menschen auf Erden sind, welche Bedeutung das Leben im Allgemeinen und für den Einzelnen hat. Und dieses Wissen, das ich nach jahrelangem Forschen erlangt habe, hat mich nun total glücklich gemacht. Ich gehöre nicht zu denen, die sagen: Ich wünschte, ich bräuchte nie wieder auf die Erde zu kommen. Im Gegenteil, ich komme gerne zurück, selbst wenn ein nächstes Leben nur die Hälfte oder nur ein Viertel von dem bieten würde, was ich in dem heutigen erleben durfte und weiterhin erleben darf. Von einem unwissenden Selbstmordkandidaten bin ich zu einem Sucher nach Wahrheit geworden, der so manchen Blick hinter die Schleier werfen durfte auf das, was sich den normalen Blicken entzieht. Das Wissen hat mich von allem Leiden an und in der Welt befreit.

Und es war alles gut so - in welches Leidensgeschehen ich mich damals auch immer verstrickt hatte. Denn nun kann ich jenen wissend helfen, denen es in der Jugend oder im frühen Mannes- oder Frauenalter so oder ähnlich ergangen ist, als sie auch schon Hand an sich gelegt hatten in dem Versuch, ihr Leben zu beenden, oder sich zumindest mit dem Gedanken quälten, der Erde Lebewohl zu sagen. Und jene, die wissen wollen, warum sie unter Suizidgefühlen leiden, führe ich zu der eigentlichen Ursache zurück. Oft tauchen sie dann in Leben ein, wo sie sich das Leben genommen haben, da sie sich unerträglichen äußeren oder inneren Situationen ausgesetzt sahen, sei es im KZ, in einem Kerker oder wegen einer unglücklichen Liebe. Und das Gefühl, sich damals einfach aus dem Leben befördert zu haben, weil die Gegebenheiten so furchtbar waren, lässt sie oft zum Wiederholungstäter an sich selbst werden. Hier kann eine Rückführungstherapie in wunderbarer Weise aufklärend und befreiend eingreifen. Und manches Mal sind suizidale Zwangsgedanken vorhanden aufgrund eines noch versteckten Bestrafungsmechanismus mit damit einhergehenden Schuldgefühlen, oder in einem hat sich ein Selbstmörder eingenistet, der seine lebensverneinende Einstellung an seinen Gastgeber überträgt. Im letzten Fall ist ein Clearing vorzunehmen, um nicht nur den Klienten zu befreien, sondern auch den Besetzer, indem man ihn abholen lässt, so dass er in die höhere Welt eingehen kann.

Viele sind mit ihrem Beruf unzufrieden oder klagen über den ungerechten Chef, da er sie zum Beispiel nicht befördert und andere für besser bezahlte Aufgaben vorzieht, obwohl sie für diese Tätigkeiten qualifizierter wären. Hier müsste man durch eine Rückführung herausfinden, ob die Aversion dieses Arbeitgebers etwas mit dem Betreffenden selbst zu tun hat. Vielleicht hat er dem jetzigen Vorgesetzten in früheren Leben in irgendeiner Form geschadet, so dass er von diesem heute abgelehnt wird. Und nachdem man dieses Verhältnis in einem früheren Leben aufgelöst und die Vergebungsrituale durchgeführt hat, könnte sich ganz plötzlich die Haltung des Chefs ändern, und er bietet demjenigen eine besser bezahlte Tätigkeit an. Man wurde sicherlich nicht zufällig wurde man in dessen Betrieb eingestellt. Alles hat einen Grund. Und den herauszufinden, dazu dient die Rückführung am allerbesten.

Eine ganze Reihe von Klienten (meistens Männer) kommen zu mir, weil sie in dem, was sie unternehmen, keinen Erfolg haben, ja oft stehen sie vor einer Insolvenz oder aber sind hoch verschuldet. Das alles bereitet ihnen häufig unruhige Nächte voller Sorgen. In den Rückführungen stellt sich dann meist heraus, dass sie in früheren Leben aus Machtsucht anderen geschadet haben, indem sie diese enteigneten, oder aus Habgier töteten und sich demzufolge nach ihrem Tod programmierten: "Ich will nie wieder reich sein." Hebt man nun solch eine Programmierung auf, kann sich wieder finanzieller Erfolg einstellen, und der Betrieb kann nach und nach wieder schwarze Zahlen schreiben.

Dann gibt es viele, bei denen alles schiefläuft, ob in der Ehe, mit den Kindern, mit der Gesundheit, im Beruf oder sogar mit den Aktien. Und man fragt sich: Warum muss mir das alles passieren? Was habe ich verbrochen, dass der Himmel mich derart bestraft? Nicht der Himmel und Gott bestrafen. Wir bestrafen uns selbst. Hier liegt meist ein sich heftig auswirkender Bestrafungsmechanismus vor, der bei einer Rückführung sicherlich auf ein Leben zurückweist, in welchem man massiv als Täter und aus Lieblosigkeit gehandelt hat. Und von diesem noch heute sich auswirkenden Bestrafungsmechanismus sollte man sich dringend lösen. Selbst Krankheiten und Verkehrsunfälle ereignen sich nicht zufällig. Hinter allem steht ein höherer Grund, den man durch Rückblicke in frühere Leben aufdecken kann.

Zu diesem Thema gibt es noch sehr viel zu sagen. Doch die hier angeführten Beispiele sollen Ihnen erst einmal eine Einführung in die Möglichkeiten bieten, wie man zum einen die Ursachen von allem Leidvollen im Leben durch die Aneignung von Wissen zu erfahren vermag und wie man sich zum anderen durch die Rückführungstherapie sogar davon befreien könnte.

Wenn man sich durch Wissen vom Leid befreien möchte

Die heutige Psychologie bemüht sich, das in Kindheit und Jugend Geschehene, das die Klienten belastet, aufzuspüren, verständlich zu machen und durch therapeutische Methoden zu beheben oder zumindest zu minimieren. Für viele von diesen oft lange, aber vergeblich Behandelten war ich die letzte Hoffnung. Und wenn ich sie fragte, nachdem sie jahrelang in psychotherapeutischer oder sogar in psychoanalytischer Behandlung gewesen waren, ob sie ihr Problem losgeworden seien, war ein

Kopfschütteln und ein Nein die Antwort oder aber, was ich öfter zu hören bekam: "Nein, aber ich kann mit meinem Problem jetzt besser umgehen."

Die Psychologie stochert immer noch in der Vergangenheit des heutigen Lebens herum, ohne den wirklich wichtigen Sprung in die Vorvergangenheiten zu wagen. (E: Darum geht's ja in diesem Buch - die Scheu vor dem Sprung in frühere Leben zu überwinden. Hier wird man wirklich fündig.)

An dieser Stelle möchte ich noch einmal zusammenfassen, wie man sich selbst oder mithilfe eines Rückführungsleiters/-therapeuten helfen kann, wenn man trotz aller ärztlichen oder therapeutischen Bemühungen keine Besserung findet. Denn es ist auch die Pflicht aller Rückführungstherapeuten, den Klienten darauf hinzuweisen, dass diese Art der Therapie nicht den Arzt ersetzt. Denn wie schon gesagt hat die Medizin viele Trümpfe in der Hand, die sich - Erfahrungswerte und Forschung belegen es - als hervorragende

Hilfe erwiesen haben, und es wäre dumm, sie nicht annehmen zu wollen. Im oben angeführten Beispiel hatte Lore sich wider alle Vernunft geweigert, sich wegen ihrer Unterleibsgeschwulste operieren zu lassen. Doch vielleicht ahnte sie, dass ihre Lebensuhr sowieso bald abgelaufen war.

Die Rückführungstherapie dient vor allem der Ursachenforschung, warum man ein körperliches, seelisches oder geistiges Leid hat und wie es zu solch einem Leid gekommen ist. Und außerdem, so man die Verursachung durch die Vergebungsrituale ausgleicht, darf partielle oder auch völlige Heilung geschehen.

An dieser Stelle möchte ich auf ein wichtiges Buch hinweisen mit dem Titel *Grundlagen und Praxis der Rückführungstherapie - Das Schicksal des Menschen aus Sicht der Reinkarnationslehre (S. 1170)* von Dr. Alexander Gosztonyi und einige Sätze daraus zitieren: "Oft sind sie *(die Rückführungstherapien)* jedoch Voraussetzung dafür, dass die Behandlung auf der materiellen-medizinischen - oder auf der feinstofflichen - Ebene anschlägt. Häufig wirken Medikamente besser, in manchen Fällen beginnen sie - wie gelegentlich auch bei chirurgischen Eingriffen - überhaupt erst dann zu wirken, wenn die Hindernisse oder Blockaden auf der seelischen Ebene mit Hilfe der Rückführungen aus dem Weg geräumt sind."

Ich stand immer wieder mit Ärzten in mündlichem Austausch und bin mit einigen befreundet. Hin und wieder lassen sich einige von ihnen bei mir zurückführen oder gar zum Rückführungstherapeuten ausbilden. Jedoch hat meines Wissens erst ein Arzt seine Stellung im Krankenhaus als Oberarzt quittiert, um sich nun mit mehr Freizeit und ohne Stress unter anderem als Rückführungstherapeut zu betätigen. Oft sind Ärzte vor allem bei chronisch Kranken mit - wie man so sagt - ihrem Latein am Ende. Sie wissen oft, dass dem Patienten beim besten Willen nicht zu helfen ist, dass selbst ein

Spezialist, zu welchem sie ihn dennoch überweisen, wohl ebenfalls nicht weiterhelfen kann. Manche Ärzte stellen sich der schweren Aufgabe, dem Patienten zu sagen: "Die Medizin kann Ihnen, nachdem alles versucht worden ist, leider nicht weiterhelfen." Der Patient, nachdem er schon alle medizinischen Fachkräfte aufgesucht hat, ist meistens schon längst davon überzeugt, dass man ihm von ärztlicher Seite nicht zu helfen vermag. Bevor er sich ganz aufgibt, bitte ich die Mediziner, solche Patienten zu einem Rückführungstherapeuten zu schicken – als sozusagen letzten Strohhalm. Und einige von diesen kommen und haben auch zu mir gesagt: "Sie sind mein letzter Strohhalm." Und welch Wunder! Auf einmal brachte eine Rückführungstherapie eine Besserung ihres Problems und manchmal sogar eine totale Heilung.

Wie jeder Arzt und Therapeut, so muss auch ein Rückführungstherapeut/-leiter gut ausgebildet sein. Ich weiß, dass manchem Operateur oft ein jenseitiger Arzt zur Seite steht, der ihm bei der Operation die Hände führt oder ihm eingibt, wie er am besten vorzugehen hat. Und Hellsichtige, welche die Unsichtbaren erblicken können, haben das bestätigt. Ein Arzt, der um diesen möglichen Beistand weiß, wird vor einer Operation seinen jenseitigen Helfer bitten, ihm beizustehen. Denn eines jeden Lebensspanne steht schon von Anfang an fest, oder, wie man sprichwörtlich sagt, "das Leben liegt in Gottes Hand". Und wenn ein Patient durch einen operativen Eingriff gerettet werden soll, dann steht auch das schon fest. Selbst wenn ein Operierter bei einer OP sterben sollte, war auch das schon vorgesehen. Der Operateur sollte sich deshalb bei einem ihm missglückten Eingriff keine Vorwürfe machen oder sich von anderen beschuldigen lassen. Denn alle einschneidenden Ereignisse in eines jeden Leben wie auch alle wichtigen Begegnungen sind schon vor der Geburt geplant gewesen.

Aber auch dem Rückführungstherapeuten steht - abgesehen vom Höheren Selbst des Klienten - meist ein unsichtbarer Helfer und natürlich sein Höheres Selbst zur Verfügung. Denn wenn ein Klient durch eine Rückführungstherapie zu höherem Wissen gelangen oder gar geheilt werden darf, dann stand auch das schon vor seiner Inkarnation ins gegenwärtige Leben fest. Und es liegt in dem Ermessen eines jeden Geistführers, den richtigen Zeitpunkt zu finden, um ihn dorthin zu geleiten. Der Geistführer mag ihn zuerst zu jemandem führen, der erfolgreich eine Rückführung erlebt hat, damit jener ihm darüber berichtet, oder er mag ihn in eine Buchhandlung geleiten, ihn wie zufällig ein Buch aus dem Regal in die Hand nehmen lassen und ihm, wenn er die Beschreibung auf der Rückseite oder im Inhaltsverzeichnis durchliest, zuflüstern, dass er es kaufen solle. Dieses Buch wird ihn dann überzeugen, sich in eine Rückführungstherapie zu begeben oder sich direkt mit dem Autor in Verbindung zu setzen, um einen Termin anzuberaumen. Man kommt nicht zufällig zu einem Rückführungsleiter. Es ist allerdings auch Teil der Planung, dass eine Rückführung eventuell gar keinen oder nur einen minimalen Erfolg hat, was bei etwa zwanzig Prozent der Klienten der Fall sein dürfte. Bei dreißig Prozent lassen sich Teilerfolge nachweisen. Doch - und das ist meine Erfahrung - fünfzig Prozent haben vollen Erfolg. Und das alles bei einer einzigen gründlichen, drei bis sechs Stunden dauernden Rückführungssitzung.

Die von mir Ausgebildeten können sich jetzt auch selbst therapieren. Denn sie sind wie die Schweizerin Ruth in der Lage, ihr eigener Rückführungstherapeut und zugleich ihr eigener Klient zu sein. Somit kann man sich selbst zurückführen und jeweils die Position wechseln. Man benötigt dann keinen anderen Rückführungstherapeuten mehr und kann sich nach und nach von allem befreien, was man noch an Unliebsamem aus früheren Leben mitgebracht hat. Ruth hat nun das Wissen darüber in der Ausbildung erhalten, wie man sich auch selbst von allem Leidvollen zu befreien vermag. Übrigens hatte ich sie in der Ausbildung wegen ihrer großen Angst, öffentlich oder vor einer Gruppe zu sprechen, therapiert - vor allen anderen. Sie wagte schon als Schülerin in der Klasse nichts zu sagen - aus Angst, sich zu blamieren. Doch einmal im Jahr musste jeder in der Klasse vor allen anderen einen Vortrag halten. Vor Angst musste sie schon Tage vorher erbrechen und bekam Durchfall. Und beim Vortrag selbst stand sie schweißgebadet vor der Klasse und bekam kaum ein Wort heraus. Auch später als Filialleiterin war es für sie der blanke Horror, wenn sie vor Leuten etwas erklären musste. Ein Jahr später schrieb sie mir folgende Mail:

"Du hattest mich damals vor der Gruppe zurückgeführt in das frühere Leben, wo die Ursache für meine Angst, vor Gruppen zu sprechen, zu finden war. (...) Nun, im Dezember und Februar hatte ich endlich die Gelegenheit zu testen, ob Deine Arbeit mit mir Erfolg hatte. Dank meiner geistigen Führer und Lehrer verspürte ich den dringenden 'Wunsch', einen öffentlichen Infoabend zu veranstalten. Thema: Rückführung, Karma, Clearing, Channeling und so weiter. (...) Ich habe mich lange Zeit gegen diesen Gedanken gewehrt und viele Ausreden erfunden, damit ich mich davor drücken konnte. Du kannst Dir nicht vorstellen, wie nervös ich vor dem ersten Vortrag war! Hatte Angst, keinen Ton rauszukriegen, und Angst, mich zu verlieren! Als ich dann aber zu sprechen begann, waren plötzlich meine ganze Angst und Panik wie weggewischt, und Ruhe kehrte in mir ein! Erst als alles vorbei war, wurde mir klar, dass etwas fehlte, was mich seit meiner Kindheit aufs Schlimmste begleitet hatte: Ich hatte keine Schweißausbrüche, keine Schlinge um den Hals, die mich zuschnürt und meine Worte erdrückt, keine schüchterne, leise Stimme und keine Angst vor den Leuten, die mich ansahen und mir zuhörten, was ich zu sagen hatte. Im Gegenteil, ich fühlte mich danach einfach wunderbar, voller Energie, Freude und Liebe zu meiner Arbeit und zu allen Menschen, die da waren. Das veranlasste mich auch, einen zweiten solchen Infoabend im Februar zu organisieren, und es kamen noch mehr Leute. Der erste Infoabend löste eine richtige Lawine an Klienten aus. Mein Terminkalender ist seitdem ausgefüllt ..."

Nachwort

Wer tiefer in die Geheimnisse der Schöpfung einsteigen möchte, der wird erfahren, dass alles nur ein göttliches Spiel ist. Für Goethe ist Gott nicht nur der Schöpfer allen Seins, sondern sozusagen auch der Stückeschreiber von dem, was die Menschen auf der Bühne des Lebens aufführen. Diese Stücke dienen ihm zur Unterhaltung, um zu sehen, wie gut oder schlecht die Akteure sich schlagen. Jeder war wohl selbst in früheren Leben ein Täter beziehungsweise ein Übeltäter gewesen. Vom Höheren Selbst erfahren wir, dass auch die Täterleben wichtig sind und wir aus höherer Planung heraus schuldig werden mussten, da sich Täter und Opfer bedingen. (E: Jawohl!) Wenn man im Jenseits erfährt, dass alles nur ein Bühnenstück war und man sich die Rollen selbst ausgesucht hatte, dann vermindert sich das Leid. Das Opfer kommt lächelnd auf seinen Täter zu. Wir alle werden zu liebevollen Seelen zurückerzogen. Wenn man erkennt, dass wir alle göttliche Wesen in einem großen Spiel sind, dann kann man zu einem Mitspieler werden. Doch es muss das Gesetz beachtet werden, das da heißt: Was du anderen aus Lieblosigkeit (wie Rücksichtslosigkeit, Niedertracht, Egoismus, Habsucht und so weiter) antust, kommt auf dich zurück. Wohl dem, der um dieses Gesetz weiß und es auch in seinen Gedanken, Worten und Taten beachtet.

Durch das Erkennen der Ursache von Leid kann ein Perspektivwechsel stattfinden. Nachdem die einzelnen Leben aufgedeckt worden sind, führt das Höhere Selbst den Zurückgeführten, wie oben schon im Einzelnen beschrieben, auf den von mir sogenannten *Berg der Erkenntnis*.

Hier erkennt man, dass das gegenwärtige Leiden eine Konsequenz ist, das sich aus den Täter- und Opferleben ergibt. Man nimmt ganz deutlich zur Kenntnis, dass alles, was man anderen aus Lieblosigkeit antut, auf einen selbst als Lieblosigkeit zurückkommt. Diese Erkenntnis, die allen Zurückgeführten ganz klar vor Augen geführt wird, setzt sich als Wissen fest. Und wer dies erkannt hat, wird sich hüten, Lieblosigkeiten zu begehen, damit daraus keine unliebsamen karmischen Konsequenzen erfolgen, die dann Leid entstehen lassen. Dieses Wissen umzusetzen bedeutet, frei zu werden von zukünftigen Leiderfahrungen. Somit können Rückführungen auch präventiven Charakter haben, indem ich im heutigen Leben Dinge noch aufzulösen suche, damit diese mich im nächsten Leben nicht wieder heimsuchen und Leid schaffen. Und wenn dieses Buch den Titel trägt *Leiden heißt nicht wissen*, dann darf man nun in umgekehrter Weise schreiben: Wissen löst Leiden auf. Und jener, der weiß, dass man mit der Vermehrung der inneren Liebe seine Erdenrunden schneller beenden kann, wird dieses Wissen in Taten der Liebe umsetzen.

Die Tatsache, mittels der Rückführungstherapie die Ursache des Leidens aufdecken und es zugleich auflösen zu können, kommt einer Menschheitsrevolution gleich, einer Revolution im Denken.

Erst muss ich herausfinden und wissen, woher und weshalb ich ein Leiden habe. Dann werde ich sicherlich auch erfahren, dass ich es selbst verschuldet habe und es dem karmischen Ausgleich dient. Und diesen habe ich mir, obwohl in anderen Opferleben schon Teilausgleiche erfolgt sein mögen, selbst für das gegenwärtige Leben ausgesucht. Das jetzige Leben bietet mir die Chance, mir dieses Wissen anzueignen und vielleicht auch dem-/derjenigen zu danken, die mich aufgrund eigener Erfahrungen oder durch das Lesen von Büchern auf die Möglichkeit hingewiesen hat, durch eine Rückführungstherapie die Ursachen meiner Leiden aufzudecken und eventuell sogleich Abschied davon zu nehmen. An dieser Stelle möchte ich nochmals einige Sätze aus dem oben schon erwähnten, umfassendsten Buch für die Rückführungstherapie von Dr. Alexander Gosztonyi *(S. 1163)* zitieren: "Der Grund für das Leiden ist letztendlich immer das schuldhafte Verhalten des Menschen. Dem Leiden auf den Grund zu gehen: Das ist der Zweck der Rückführung. Denn die Rückführung deckt die Wahrheit auf, und die Wahrheit befreit."

Rückführungen bieten auch andere Möglichkeiten, zu höherem Wissen über die Phänomene der Schöpfung zu gelangen. Gut tut man daran, sich nicht von öffentlichen Medien oder Talkmastern beirren zu lassen, die behaupten, die Kornkreise in England seien von Bauern über Nacht ins Feld gestanzt worden oder Uri Geller sei ein Taschenspielkünstler oder die philippinischen

Heiler seien Betrüger. Ich habe mich vor Ort von all diesen Phänomenen selbst überzeugen können und weiß, dass sie echt sind. Zum Beispiel verfüge ich über eine Kollektion von verbogenem Besteck, das verschiedene Leute vor meinen Augen ohne Kraftaufwendung verbogen haben. Ich will immer wissen. Und die Rückführungen, besonders die Rückführungstherapien, eröffneten mir ein gigantisches Wissen über vieles, was der Wissenschaft noch verborgen ist, was von ihr unbeachtet bleibt oder verharmlost oder als Betrug dargestellt wird. Vielleicht werden Sie ebenfalls zu einem Suchenden nach Wissen, nicht allein, um all das, unter dem Sie im heutigen Leben noch leiden mögen, aufzuspüren und sich von ihm zu befreien, sondern auch um das für Sie aufzudecken, was normalen Augen verschlossen bleibt. Dazu wünsche ich Ihnen viel Freude. (E: Wir sind als Menschen immer nur ein Minimum von dem, was wir wirklich sind.)

Nicht zufällig fällt Ihnen, verehrter Leser, dieses Buch in die Hände. Denn wenn Sie alles im Buch verinnerlicht haben, ist Ihnen die Chance gegeben, sich nun womöglich ganz vom Leid - oder doch von einem großen Teil - befreien zu dürfen.

Veröffentlichungen des Autors:

Das große Handbuch der Reinkarnation. Heilung durch Rückführung, Güllesheim 2009 (4. Aufl.)

Das große Karmahandbuch. Wiedergeburt und Heilung, Güllesheim 2002

Das große Handbuch der Sexualität. Was Trancerückführungen offenbaren, Güllesheim 2003 (5. Aufl.)

Entdecke deine früheren Leben, Güllesheim 2009 (4. Aufl.)

Wiedergeburt - die Beweise, München 1998

Reinkarnation aktuell. Kinder beweisen ihre Wiedergeburt, Güllesheim 2009 (4. Aufl.)

Reinkarnation - frühere Leben und ihre Wirkung, Güllesheim 2010

Rückführung als Lebenshilfe, Güllesheim 2010

Molar. Ein Siebenfarbroman, Neuwied 1985

Lilia. Ein Siebenfarbroman, Neuwied 1995

Jedem das Seine. Ein Siebenfarbroman (wegen Verbots nicht in Deutschland erhältlich), Güllesheim 1997

Maria. Ein Siebenfarbroman, Güllesheim 2001

Der blinde Dichter. Ein Reinkarnationsroman, Berlin 2001*

Valerian. Ein Kaiserdrama aus dem Alten Rom, Berlin 2001*

Per Anhalter um die Welt Band I (von Deutschland bis Tahiti), Berlin 2007*

Per Anhalter um die Welt Band II (Süd-, Mittel- und Nordamerika), Berlin 2008*

Zu den Geistern Afrikas (von Tunesien bis Kenia), Berlin 2010*

Reise ins spirituelle Afrika (von Tansania bis Madagaskar), Berlin 2011*

Erfahre deine früheren Leben (Doppel-CD-Set), Güllesheim 1998

Meine schönsten Leben, CD, Güllesheim 2000

Meine Leben im anderen Geschlecht, CD, Güllesheim 2000

Meine spirituellen Leben, CD, Güllesheim 2001

* Mit einem Sternchen markierte Bücher sind nur über den Vertrieb

T. Hockemeyer
Schustehrusstr. 29, D-10585 Berlin
und über mail@trutzhardo.de erhältlich.

Internetpräsenz:
www.trutzhardo.de und **www.trutzhardo.com.**

Auf der erstgenannten Homepage kann man sich unter dem Stichwort "Termine" über weitere Veranstaltungen des Autors informieren und sich zu Ausbildungsseminaren zum Rückführungsleiter erkundigen. Unter www.trutzhardo.de/Links ist jeweils eine Liste von Rückführungs- und Clearingsleitern zu finden.

Über den Autor

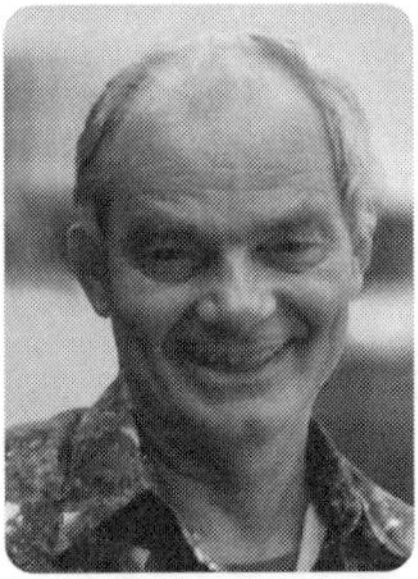

Trutz Hardo gilt als der bekannteste Rückführungsexperte Deutschlands. Millionen kennen ihn aus dem Fernsehen, denn er hat verschiedentlich vor laufender Kamera und selbst in Live-Sendungen Personen erfolgreich in ihre früheren Leben zurückgeführt.

www.trutz-hardo.de

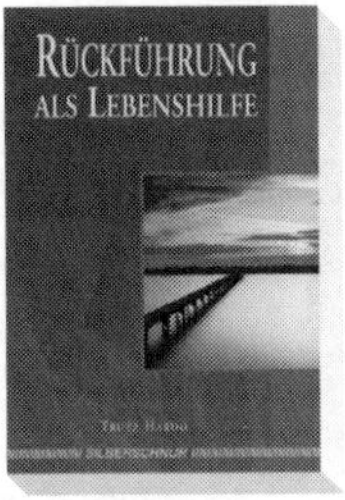

160 Seiten, broschiert
ISBN 978-3-89845-315-8
€ [D] 6,95

Trutz Hardo

Rückführung als Lebenshilfe

Der erfahrene Rückführungsexperte Trutz Hardo zeigt, wie man sich selbst in frühere Leben zurückführen kann, um die Ursachen alter oder neuer Blockaden aufzudecken: Trancezustand durch Selbsthypnose; Mobilisierung der fünf Sinne; sich von unliebsamem Seelengepäck befreien; Disharmonien mit Personen auflösen; seinem Leben eine höhere Qualität verleihen.
Dieses Buch ist für jeden, der durch Selbstrückführung erfahren möchte, was seine Lebensaufgabe ist und was er tun kann, um gesund, erfolgreich und glücklich zu sein.

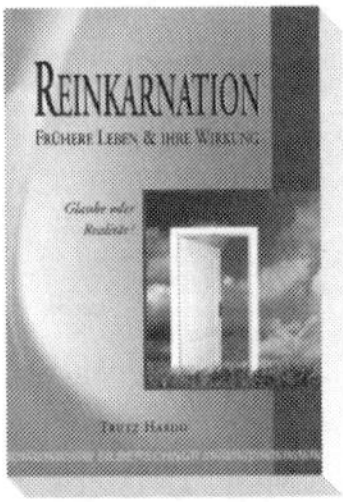

136 Seiten, broschiert
ISBN 978-3-89845-291-5
€ [D] 6,95

Trutz Hardo

Reinkarnation – Frühere Leben und ihre Wirkung

Glaube oder Realität?

Weltweit glaubt über ein Drittel der Menschheit an die Reinkarnation. Ist dieses Thema ernst zu nehmen? Gibt es denn wirklich frühere Leben, und ist es möglich, sich an diese zu erinnern? Dieses Einsteigerbuch beleuchtet klar und logisch das Phänomen der Reinkarnation: Reinkarnation in der Geschichte; vom Glauben zum Wissen; Rückführungen als Lebenshilfe.
Der Leser wird erstaunt sein, welche Beweise die neueste Reinkarnationsforschung aufzuweisen hat ...

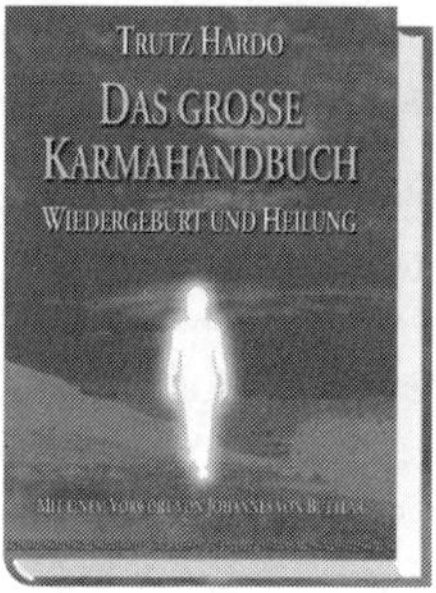

384 Seiten, gebunden
ISBN 978-3-89845-014-0
€ [D] 24,90

Trutz Hardo

Das große Karmahandbuch

Wiedergeburt und Heilung

Deutschlands bekanntester Rückführungstherapeut legt hier ein umfassendes Grundlagenwerk vor, das sowohl Allgemeinmedizin als auch Psychotherapie mit einem neuen, revolutionären Heilansatz konfrontiert. In diesem Buch erfahren Sie alles über die Kette von Ursache und Wirkung – insbesondere in Bezug auf Krankheiten und Schwierigkeiten in zwischenmenschlichen Beziehungen. Die meisten Krankheiten werden schon in früheren Leben verursacht und manifestieren sich in Folgeleben als Symptome. Löst man die Ursachen auf, kann meist eine sofortige Heilung geschehen ...

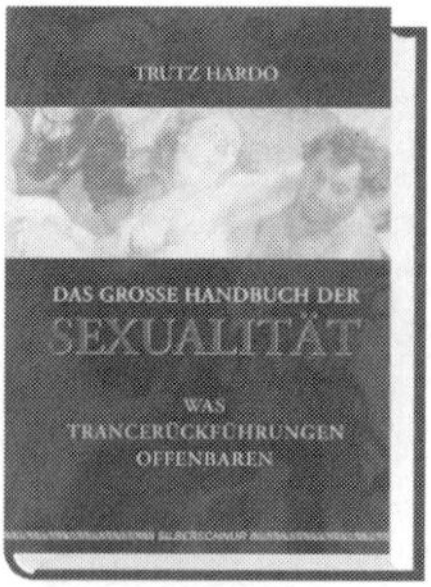

576 Seiten, gebunden
ISBN 978-3-89845-074-4
€ [D] 34,90

Trutz Hardo

Das große Handbuch der Sexualität

Was Trancerückführungen offenbaren

Dieses Buch wird die gesamte bisherige Sexologie und Psychotherapie fundamental beeinflussen, denn der Autor stellt in überzeugender Art dar, dass sexuelle Verhaltensweisen und Störungen in den meisten Fällen eindeutig auf Geschehnisse aus früheren Leben zurückzuführen sind. Das Buch weist anhand von 47 Fallgeschichten die Ursachen sexuellen Verhaltens und sexueller Störung in früheren Leben nach, zeigt die Heilungsmöglichkeiten auf und beinhaltet ein 175 Stichwörter umfassendes Lexikon der Sexualität in Bezug auf die Reinkarnation.

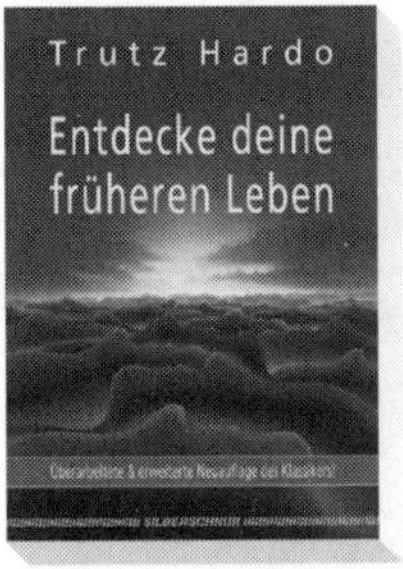

208 Seiten, broschiert
ISBN 978-3-89845-283-0
€ [D] 14,90

Trutz Hardo

Entdecke deine früheren Leben

Immer wieder gibt es Situationen im Leben, die uns bekannt vorkommen: Menschen, die uns sofort nahe sind, obwohl wir sie nie zuvor gesehen haben. Wie lässt sich dieses »Déjà-vu-Phänomen« erklären?
Dieses Handbuch erläutert wie wir uns selbst und die Herausforderungen des heutigen Lebens mit Hilfe verschiedener Rückführungstechniken besser verstehen lernen und wie wir die Ursachen von einschneidenden Erlebnissen in allen Lebensbereichen durchleuchten können.
Lassen Sie sich das größte Abenteuer Ihrer Seele nicht entgehen!

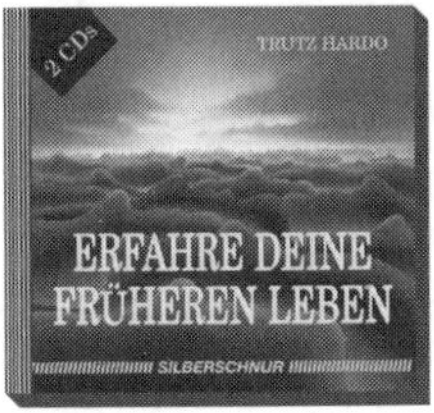

Doppel-CD · je 70 Minuten
36 Seiten Anleitung
ISBN 978-3-931652-28-9
€ [D] 36,80

Trutz Hardo

Erfahre deine früheren Leben

Zum ersten Mal begleitet Sie Deutschlands bekanntester Rückführungsexperte auf zwei CDs in Ihre früheren Leben.
Mit einer Count-Down-Entspannungsmethode wird der Hörer in den Alphazustand versetzt, in welchem es möglich ist, gefahrlos über das Unterbewusstsein frühere Leben wiederzuerleben.

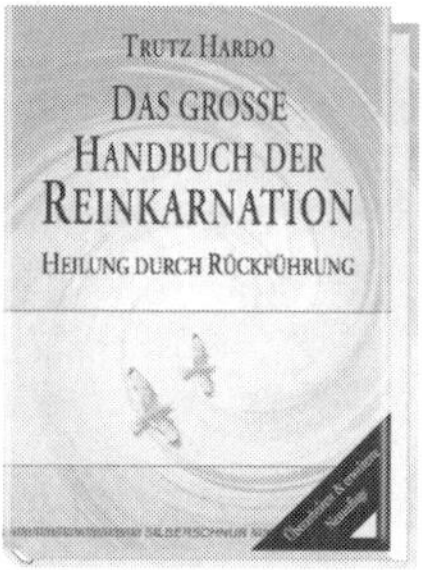

480 Seiten, gebunden
ISBN 978-3-89845-332-5
€ [D] 29,90

Trutz Hardo

Das große Handbuch der Reinkarnation

Heilung durch Rückführung

Jede Krankheit, jedes Problem hat seine Ursache. Oft liegt diese Ursache in einem früheren Leben. Deckt man sie auf, wird sehr häufig eine spontane oder allmähliche Heilung erreicht. So heilt die aus Amerika stammende Rückführungstherapie oft dort, wo jede »klassische« Therapie versagt.
Dieses Handbuch ist mehr als ein Arbeitsbuch für Mediziner oder Therapeuten. Es ist auch für all jene Menschen bestimmt, die körperliche, seelische oder beziehungsbedingte Probleme haben und sich auf der Suche nach Heilung befinden.

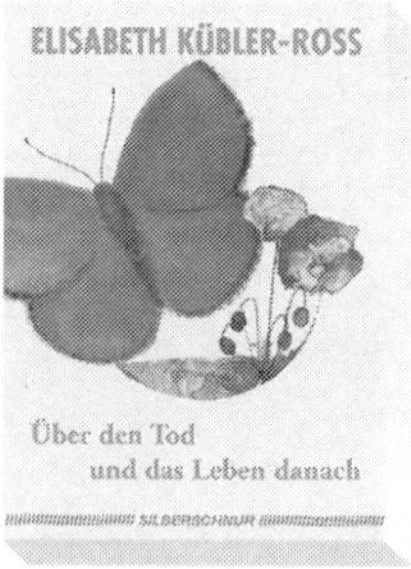

89 Seiten, broschiert
ISBN 978-3-3-923781-02-7
€ [D] 11,90

Elisabeth Kübler-Ross

Über den Tod und das Leben danach

Dieses Buch gewährt Einblick in Elisabeth Kübler-Ross' wissenschaftliche Forschungsarbeit und deren Ergebnisse. Es kann dem Bewusstsein der heutigen Menschheit viele neue Denkanstöße geben. Die Autorin beweist überzeugend und einfühlsam, dass es ein Leben nach dem Tod gibt. Liebevoll zeigt sie Möglichkeiten auf, mit Sterbenden und dem Tod ohne Angst und bewusst umzugehen.
"Der Tod ist ein Hinübergehen in einen neuen Bewusstseinszustand, in welchem man fortfährt, zu fühlen, zu sehen, zu hören, zu verstehen, zu lachen, und wo man befähigt ist, weiterhin (seelisch und geistig) zu wachsen."